现代医院管理规范与实践

简　炼　杨伟华　主编

汕头大学出版社

图书在版编目（CIP）数据

现代医院管理规范与实践 / 简炼，杨伟华主编．--
汕头：汕头大学出版社，2023.1
　　ISBN 978-7-5658-4928-2

　　Ⅰ．①现… Ⅱ．①简… ②杨… Ⅲ．①医院－管理－
规范 Ⅳ．① R197.32-65

中国国家版本馆 CIP 数据核字（2023）第 009490 号

现代医院管理规范与实践
XIANDAI YIYUAN GUANLI GUIFAN YU SHIJIAN

主　　编：简　炼　杨伟华
责任编辑：邹　　峰
责任技编：黄东生
封面设计：中图时代
出版发行：汕头大学出版社
　　　　　广东省汕头市大学路 243 号汕头大学校园内　邮政编码：515063
电　　话：0754-82904613
印　　刷：廊坊市海涛印刷有限公司
开　　本：710mm×1000mm　1/16
印　　张：11.75
字　　数：200 千字
版　　次：2023 年 1 月第 1 版
印　　次：2023 年 3 月第 1 次印刷
定　　价：88.00 元
ISBN 978-7-5658-4928-2

目　录

第一章 医院管理概论

第一节 医院的价值

一、医院的价值

近代之前，"医院"一词并不是指现代意义上的医院，而是主要指济贫、收容机构。中世纪所谓的"医院"主要包括四个机构：麻风病院、济贫院、寄宿收容所以及治疗生病穷人的诊所。因此，当时的医院与贫穷和死亡联系在一起。直到18、19世纪，医院才成为救治患者、医学教学和临床研究的机构，成为救死扶伤的中心，并且随着资本捐助，医院建立的规模变大，成为现代意义上的医院。

医院作为责、权、利统一的相对独立的经营实体，其在国民经济体系中的价值在于它为社会经济的发展提供稳定的保证。这种属性决定了它一经产生便承担着与人们健康有关的各种社会责任，医院的使命就是最大可能地促进人类身心健康的发展。

二、从卫生指标看医院带给人类的影响

医院发展促进了人类生存、繁衍、健康。随着时代的发展和社会的进步，

人们在生活水平逐步提高的同时，更加注重健康权和生命权，并在试图通过建立、健全社会医疗保障制度来保护自己的生命健康时，对维系生命健康的重要支点——医院，不断有了新要求。

社会卫生状况是指社会人群的健康状况以及影响健康的社会环境状况，人群的健康状况是一个复杂的概念。世界卫生组织提出：健康不仅仅是没有疾病或虚弱，而是一种身体、心理和社会适应的完好状态，这是一个公认的权威性概念。衡量社会人群健康的常用指标有平均期望寿命、婴儿死亡率和孕产妇死亡率等。衡量心理和社会健康指标包括认知能力、情绪能力、社会功能、沟通能力等。

第二节　医院的社会责任

医院的社会责任，即医院对社会承担的责任，它是指医院在获取自身生存和发展的同时，面对整个社会的健康需求，为确保居民卫生服务质量，维护国家、人民的健康权益所必须承担的义务。医院的社会责任，是反映医院与社会关系（即"医社关系"）的一种责任。

一、医院具有社会责任的必要性

医院是一个治疗疾病、维护人类健康的场所。从医院起源来看，现代医院最初就是一个慈善机构，是幸运者给予不幸者的礼物，那些捐钱给医院的人不仅仅是为了表明自己的高尚，更是把这种行为看作是上层社会应尽的义务。作为这样一个具有特殊性质的组织，医院提供的产品和服务与居民的健康息息相关，医院承载着病人以生命相托的信任，这些特征决定了医院必须对病人负责、对整个社会的健康负责。所以，医院与生俱来就有履行社会责任的必要性，而不能像其他社会组织那样以追求经济效益为最大目标。

由于医学科学的迅速发展和人们日益提高的健康需求，医院的社会责任不断增大，在保障人民健康、稳定社会方面的功能也愈加增强。大商谋道、小商谋利；得道者道与利兼得，失道者道与利俱失。因此，当代医院必须在遵守市场规则的前提下，承担更高道德层面的社会责任，医院的社会环境、市场环境、舆论环境、生态环境、工作环境才能更有利于医院的发展，这是医院承担社会责任和医院发展真正意义上的互动效应。

二、医院社会责任的演变

传统的医院社会责任在社会建制和生物医学模式等多重因素的影响下，往往是关注个体病人的健康，强调对病人疾病的临床诊治负责，而忽视了群体的社会预防和社会保健服务的社会责任。随着现代医学模式的改变，医院的职能也在不断扩大。医学服务形式从医疗型向以病人或以人为中心转变。新的医学模式要求医院管理者必须从医学事业的高度认识自己对人类及社会所承担的道德责任。

现代医学事业已成为重要的社会事业，它要求医院管理者不仅着眼于单个病人，而且着眼于整个人类的健康和社会利益，不仅要促进医学科学的不断发展，而且要使医学科学成果所提供的益处能够被公平、合理地分配，使有限的卫生资源得到最为合理的使用，使人们潜在的健康保健需求得到开发。这就要求医院管理者主动承担起对社会及人类繁衍的道德责任，贯彻以人为本的道德原则，协调医疗、预防、保健、科研等各类人员与服务对象的利益关系，调动广大医务工作者的事业心、责任感，使广大医务工作者在传统思维的基础上拓展思路，多层次、全方位、立体化地发挥医院的功能，从更深、更广的层面上体现医学对广大人民群众的健康权力和利益的保护。

三、公立医院的社会事业

公立医院的社会责任源自企业的社会责任。由于采取与私人医疗机构类似的法人化治理结构，西方同行将企业社会责任的概念用于公立医院，只是增加了医疗机构的特色。中国的相关研究起步较晚，主要有三种意见：公益说、社会功能说和借鉴企业社会责任说。公立医院的社会责任可定义为：公立医院在可持续发展过程中，对其利益相关者所应承担的经济、法律、道德和自愿性慈善责任。公立医院社会责任的范围有广义和狭义之分，广义上的社会责任范围包括一切与医院的医疗行为有密切关联的组织、个人或其他。组织包括政府及相关部门、第三方付款者（商业机构和医保局）、有商业来往的各供应商和银行等；个人包括医务人员和病人；其他包括环境保护、社会道德、法律责任和医院持续发展责任等；狭义的社会责任仅指对病人应承担的责任。

公立医院社会责任的内容及表现形式具体包括：向广大人民群众提供基本的医疗卫生保健服务，最大限度地满足人民群众基本的医疗服务需求，这是公立医院最基本的社会责任；及时和高效地应对突发公共卫生事件，这是政府处置突发公共卫生事件的主要依靠力量。在关键时刻，及时、快速、高效地处置突发公共卫生事件是公立医院义不容辞的法定责任和重要的社会责任，在每次发生群死群伤事件或自然灾害后，公立医院的社会责任就表现得更为明显和突出。

我国对于医院社会责任的研究起步较晚，学者们对医院社会责任的具体行为表现进行了宏观的横向分类。从利益相关者的角度，可以将医院社会责任分为医院对国家的责任、医院对人民群众的责任及医院对其内部职工的责任；从法治、经济、道义三个不同的层面，又可将医院的社会责任分为法律责任、经济责任及道德责任。医院社会责任这个概念不是指医院所必须承担的所有责任，而是指那些法律法规规定的义务之外，从社会伦理道德层面医院也应该去履行的责任。尽管这些学者的表述不同，但都指出了社会责任的基本精神，即组织在营利以外，最大限度地增进和维护社会利益的责任。

目前我国公立医院在承担社会责任方面总体上处于尚好程度，主要体现在：能够按照政府的行业政策要求承担相应责任、完成相应义务；在为患者提供医疗服务方面，医院做了较大努力，具有严格的和具体的规范，保护了患者的权益；针对政府行业监管部门的社会功能性指标，医院完成得较为出色，包括遵守规定、合法执业及积极参与突发公共事件的医疗救助等；员工福利待遇方面，公立医院基本承担了应该承担的法律责任等。

第三节　医院的属性

一、医院的属性

（一）社会公益属性

医院是医疗卫生服务的主要机构，从其自然属性上看，医院在本质上是具有技术服务功能的，其主要职能是以医疗救治为中心，向社会提供医疗、预防、保健、康复、医学研究和医学教育，维护公共卫生服务的公平性和可及性。从其社会属性看，由于医院服务对象、服务内容以及结果目标的特殊性，它又具备一般的技术服务所没有的社会功能。

（二）准公共产品属性

按照管理学原理，某种产品是否是公共产品可以依照下列标准分为三类：效用的不可分割性、受益的非排他性、消费人数与成本比。在现有公共产品的供给水平上，消费人数增加不会提高成本，即边际生产成本为零。从医院管理和属性来看，医院所提供的产品符合前两条，但是并不符合第三条。那么，按照现代管理学理论，医院所提供的服务应该属于准公共产品，介于纯公共产品和私人产品之间，是既带有公共产品属性，又带有私人产品特性的混合产品。

（三）伦理学属性

医学的本质是人学，人的本质属性应是医学实践的核心和出发点。这就注定了医院在使用医疗技术服务于患者时，必然具有自身的特殊性：即医疗行为首先应遵循伦理原则，为病人的最大利益着想是医务人员最根本的道德规范与责任，也是医患关系不可缺少的伦理基石。

（四）开放性与保密性

医院既是对外开放的公共场所，又是需要严格保护患者个人隐私的场所，具有开放性和保密性。

（五）服务结果的极大或然性

与工业和农业技术服务等不同，医学技术具有很大的局限性，医疗过程面临的每一个个体都有极高的变异性，也就是说每一个患者都是特殊的，没有任何两个患者是完全相同的。

（六）医疗服务行业的信息高度不对称性

信息不对称几乎是所有交易活动中都在不同程度上存在的一个共同问题。但同其他行业相比，医生和患者之间的信息不对称问题则更为突出。

了解医院工作的这些属性和特征，是人们制定科学合理的医疗卫生政策以及从事医疗卫生服务实践的前提和基础。当前紧张的医患关系和频发的医疗纠纷与直接或间接背离这些属性或特征密切相关。因此，要缓和医患矛盾、减少医患纠纷，就必须让医院首先恢复其本来的面貌和功能，制定防治对策，从而促进我国医疗卫生事业的发展。

二、医院的分类

（一）按分级管理划分

根据原卫生部提出的《医院分级管理标准》，医院按功能、任务及技术质量水平、管理水平、设施条件划分。

1. 一级医院

直接向一定人口的社区提供医疗卫生服务，为本地区提供医疗、护理、康复、保健等综合服务的基层医院，农村乡、镇卫生院和城市街道医院。

2. 二级医院

直接向多个社区提供医疗卫生服务并承担一定教学、科研任务的地区性医院。一般市、县医院，直辖市的区级医院以及相当规模的工矿、企事业单位的职工医院，是地区性医疗预防中心。

3. 三级医院

直接指向几个地区，甚至全国范围内提供医疗卫生服务的医院。指导一级、二级医院业务工作与相互合作。全国省、市直属的市级大医院以及医学院的附属医院，是具有医疗、护理、教学、科研能力的医疗预防中心。

各级医院经过评审，按照《医院分级管理标准》确定为甲、乙、丙三等，其中三级医院增设特等，因此医院共分三级十等（注：实际执行中，一级医院不分甲、乙、丙三等。等级的划分是按医院的技术力量、管理水平、设备条件、科研能力等按 1000 分计分而划分出来的）。各级医院之间应建立与完善双向转诊制度和逐级技术指导关系。

（二）按收治范围划分

1. 综合性医院

在各类医院中占有较大的比例，设有内科、外科、妇产科、儿科、耳鼻喉科、眼科、皮肤科、中医科等专科，还设有药剂、检验、影像等部门，并配有相应工作人员和仪器设备的医院。

2. 专科医院

为诊治各类专科疾病而设置的医院，如妇产科医院、传染病医院、精神卫生中心、结核病防治医院、肿瘤医院、口腔医院、职业病医院等。

（三）按特定任务（服务对象）划分

可分为军队医院、企业医院等，有特定任务和服务对象。

（四）按所有制划分

可分为全民所有制、集体所有制和股份制、个体所有制医院。

（五）按经营目的划分

可分为非营利性医院和营利性医院，非营利性医院又可分为公办非营利和民办非营利。

第四节 医疗与健康

医学模式和健康观念的更新，使得预防医学成为21世纪研究的一项重大课题。中医"治未病"理论经过历代医学家的发展与丰富，被赋予了新的内涵，其独有的诊疗疾病模式在对亚健康状态的干预上优势突出，潜力巨大，已被越来越多的人理解与认同。

一、现代医学的"未病"与"亚健康"

世界卫生组织（WHO）于1990年对健康做出的新定义，即"躯体健康、心理健康、社会适应良好和道德健康"。我国的学者王育学提出了"亚健康"的概念。他称"亚健康"是一种既没有疾病又不健康的状态，是介于健康与疾病之间的一种状态，世界卫生组织称其为"第三状态"，我们国内将其称之为"亚健康状态"。

"亚健康"是近年来随着经济的发展、人们对健康需求的提高而出现的一个新名词。中医学认为，人体阴阳平衡是健康的标志，人与自然环境及社会环境之间处于一种动态平衡即为健康，亚健康是从健康到已病的过渡状态，也作"未病"状态（未来可能发生的疾病）。"未病"起源于《黄帝内经》，包括无病态、潜病态、前病态三层含义，当中的潜病态、前病态即是亚健康状态。按照中医理论，亚健康状态下的机体是已出现阴阳、气血、脏腑、营卫等不平衡现象，但尚未进展到"已病"状态。

二、医治"未病"理论在临床的应用与发展

近年来，随着现代医学对预防保健的日益重视，医学模式从疾病医学向健康医学转型，中国传统医学在两千多年前就有这种理念，现在又重新受到人们的关注。在我国政府的倡导下，"治未病"成为指导医疗卫生行业建设和强化预防保健职能的核心理念，进入了国家医疗卫生战略的层面。

中医强调形神合一、重视七情对人体的影响等理论有着丰富内涵，尤其是对身心疾病的治疗，包括心理治疗、精神调摄、针灸、气功、导引等多种方法，疗效显著的大量方药也是防治亚健康状态的理论宝库。中医药调治亚健康的优势在于根据个体的不同情况辨证施治，调理偏颇体质是预防亚健康的最佳选择，通过审查人的神、色、态、脉、舌等体征和性格、饮食、二便等，结合中医临床辨证论治的实际进行综合分析，诊断出偏颇体质，对偏颇体质状态进行调理、优化可预防亚健康的发生，防止其向疾病转化。中医"治未病"的思想包含了防病于未然、既病防变、愈后防复等，强调摄生、养生、预防，强调早期诊断和早期治疗，及时控制疾病的发展演变，强调防止愈后疾病复发及治愈后遗症。所以，将中医"治未病"的特色和优势加以发扬，将会给百姓带来更多的健康利益，也将节省更多的医疗费用。

三、全生命周期的健康管理

我国营养和健康状况调查显示，随着人民生活日渐富裕、人口老龄化及

城市化水平的提高，高血压、心脑血管疾病、糖尿病、肿瘤等慢性病的患病率持续升高，严重危害着人民的健康，影响了社会经济的发展。健康管理可以充分利用医疗资源，合理引导服务对象改变不良生活方式、不良行为习惯及心理，有效干预慢性病的危险因素，变被动治疗为主动预防保健，达到恢复健康、拥有健康、促进健康的目的，协助人们成功有效地把握和维护自身的健康。

世界卫生组织的研究报告认为，人类 1/3 的疾病通过预防保健是可以避免的，1/3 的疾病通过早期的发现是可以得到有效控制的，1/3 的疾病通过信息的有效沟通能够提高治疗效果。疾病的发生、发展一般都要经历长期不良生活方式累积的过程，健康管理的基本模式就是对引起疾病的各种危险因素进行归纳、分析、控制，以达到对疾病发展的预防和控制，它不同于传统医院和临床医生仅在疾病的治疗阶段才介入的方式。

健康管理与健康体检虽然是两项不同的工作，但可以说健康体检是健康管理中的一部分，健康管理范围广、内容丰富，而健康体检比较单一，健康体检为健康管理工作提供重要的个人健康信息，发现健康问题，为评价和干预管理提供基础数据。

据统计，在中国，最不健康的人群和患慢性病的人群花费了大部分的医疗卫生费用，而占比较大的健康人群却只用了小部分医疗费用。即使是在全球医疗卫生资源最充足的美国，也承受不了日益增长的医疗费用。如果我们只关注疾病人群，只在"诊断和治疗"系统上投资，忽视各种健康风险因素，疾病人群必将不断扩大，现有的医疗系统必将不堪重负。为了保证人人享有健康生活，当务之急是建立健康维护和管理系统，以达到"上医医未病"的根本效果，这就是"全生命周期"健康医疗服务的意义所在。

从目前的以"病中治疗"为主，把卫生事业的方向逐渐引导到"病前预防—病中治疗—病后恢复"的全生命周期医疗健康服务的最终目标需要一个漫长的过程。一方面，要转变医疗机构的经营和组织方式，从以自我医疗服务为中心逐步过渡到以患者为中心。要根据患者的需要来进行自身的经营，为更好地满足患者需要而进行医疗机构工作流程的改进，突破传统劳动分工的思想体系，强调"流程导向"；另一方面，全民的全生命周期医疗健康服务不可能建立在单个医院的服务或者医院级的信息系统上，必须依托一个区域的健康信息资源平台，来实现各个医疗健康服务的受众（包括医院、社区、健康人、亚健康人、患者、医疗保险机构、政府等）之间的信息共享和交换，建立一个保存居民健康档案和电子病历的区域信息平台，通过信息平台，实现家庭、社区、医院、保险机构、政府管理部门的信息互动共享，并在此基础上进行全生命周期健康服务的流程整合。

第二章 医疗管理概论

医院管理的核心是医疗管理，而医疗管理的核心是医疗安全和质量控制。没有安全保障的医疗是没有价值的，只有理解和掌握医疗安全的重要性，通过质量控制确保医疗安全，才能实现医疗管理的目的。

第一节 医疗管理概述

医疗源自克服痛苦、恢复健康、延长生命的目的。医疗对改善全体公民的健康水平、提高国民健康素质做出了应有的贡献，医疗水平与人民群众健康状况和社会经济发展程度息息相关。要坚持提高医疗卫生服务质量和水平，必须持续强化医疗管理，完善医疗管理各项制度，确保医疗安全，提高医疗水平，实现医疗的根本目的。

管理是保证人类组织活动顺利、有效进行的一个基本手段。要建立管理架构，制定规划、建立决策并具备组织实施的功能，使组织内部各级工作人员运作实现规范化和标准化，有效地利用人、财、物、时间、方法、信息等基本要素，实现机构的既定目标。

一、医疗管理

医疗管理是指医院在医疗系统活动全过程中进行的计划、组织、协调和控制，使之确保处于应激状态，并对变化的客观环境有较快的适应性，以达到最佳医疗效果和医疗效率的目的。医疗管理是普遍管理原理中一种医学实践活动的管理形式。

二、管理模式

管理模式指管理所采用的基本思想和方式，是指一种成型的、能供人们直接参考运用的完整的管理体系，通过这套体系来发现和解决管理过程中的问题，规范管理手段、完善管理机制、实现既定目标。

现代医疗管理模式与传统医疗模式的区别：传统医疗模式下医疗资源不平衡，配置不合理，医院信息化建设的滞后也导致信息交流不畅。现代医疗管理模式从重视经营管理转变为重视医院的服务性、经营性和效益性的平衡，是从单纯医疗服务机构转变为重视扩大预防和区域卫生规划、从单纯的基本医疗服务转变为在保证基本医疗的前提下出现多种形式的特需服务，是围绕优质医疗、自由就医、费用控制而来的新模式。管理式医疗的发展过程，是一个不断发展、不断更新、不断完善的过程，可以使医院的医疗水平、信息系统、服务范围、社会职能得到显著提高和全面发展。

管理模式虽然千差万别，但医疗管理必须坚持"以病人为中心"和"以安全为核心"的指导思想，并进而转变成为"以疾病为中心""以恢复健康和延长生命"为医疗的终极目的。医疗管理范畴要覆盖医院工作的各个层面，将全员纳入医疗管理系统，建立完善的信息反馈系统，以期获得社会效益和经济效益的平衡。

第二节 医疗管理的内容与原则

医疗管理涵盖了医疗相关工作的各个层面，内容纷繁复杂。要建立完备的管理组织架构，由医疗院长牵头，下设医疗质量与安全、医患关系、医疗服务、护理管理、医院感染控制、物价管理、医保管理等职能科室，负责规章制度的制定、传达、监督、检查、评比、反馈等各项工作的顺利进行，保证医疗管理工作计划的有效实施，并通过检查反馈不断提高管理水平和医疗工作质量。

一、管理内容

医疗管理的内容包括医疗安全管理、医疗质量管理、医患关系管理、医疗服务与改善、医院感染控制与管理、物价管理、医保管理、医疗运行管理、医疗技术部门管理、护理管理等。

（一）医疗安全、医患关系管理

没有任何损伤的医疗不存在，不论是药物的副作用还是手术治疗的并发症，都存在于医疗的全过程，降低损伤是医疗过程首要考虑的事情。医疗安全是指医务人员在提供医疗服务的过程中，对可能发生的损害控制在可接受水平以下的状态。这种可接受水平是指在医疗服务过程中，不因医疗失误或过失而发生患者死亡、残疾，以及躯体组织、生理功能和心理健康受损等事件。

随着社会经济的发展，人们的价值观念随之转变，对健康预期、医疗安全的要求越来越高。此外，医学知识信息不对称、医疗成本较高等造成医患纠纷事件逐年增多，医患关系紧张。这些问题日益突出，严重影响了医生工作、群众生活与医院管理运行。只有完善医疗管理安全法规制度，构建医疗隐患预警和监督机制，建立健全医疗安全量化评价体系，才能把医疗安全管理工作落在实处，切实保障人民群众就医安全，这也是医院管理者的首要责任和义务。

（二）医院医疗质量管理

医疗质量是指在现有医疗技术水平及能力条件下，医疗机构及其医务人员在临床诊断及治疗过程中，按照职业道德及诊疗规范要求，给予患者医疗照顾的程度。从概念本身来讲，主要是指医疗服务的及时性、有效性和安全性，又称诊疗质量，推而广之，它不仅涵盖诊疗质量的内容，还强调病人的满意度、医疗工作效率、医疗技术经济效果以及医疗的连续性和系统性，又称医院（医疗）服务质量。只有确保高水平的医疗质量，才有医疗安全。

医疗质量管理是指按照医疗质量形成的规律和有关法律、法规要求，运用现代科学管理方法，对医疗服务要素、过程和结果进行管理与控制，以实现医疗质量系统改进、持续改进的过程。

对医院医疗质量管理正确定位，把质量管理作为医院长期可持续发展战略目标的核心部分，通过提高诊疗水平、转变服务理念、控制医疗费用从而获得最佳医疗效果。医疗质量管理要从学科建设、人才配套培养入手，以建立健全科学、有效的质量监控体系及反馈机制为重要依托，树立全员医疗质量和安全文化的核心价值观（规章制度、技术规范、奖惩措施），理顺医院管理人员岗位层级关系，将提高执行力作为有效手段，最终改善和不断加强医疗质量管理水平。

（三）医疗服务与改善

医院人性化服务是建立和谐医患关系的重要渠道。在诊治疾病的同时，更要注重"以人为本"，医护人员的工作是"治病"，更是"救人"，要重视患者的心理感受，患者有被尊重、被理解以及实现自我价值的要求。医院人性化服务的特点如下：其一为就医便利性，预约就诊减少患者排队等待的时间，远程医疗节省资源，提高工作效率；其二为注重情感性，细致周到地解答患者的问题，杜绝"生冷硬顶"现象，真正使患者感受温暖；其三为服务细节性，"细节决定成败"，认真改进就医流程的每个环节，想患者所想，急患者所急。高水准的服务既能有效改善医患关系，又能大大提高医疗质量和工作效率，凸显医院管理的有序性。

（四）物价管理

医院物价管理包括对医疗服务价格、药品价格、卫生材料价格等医疗收费的管理，是医院管理的重要环节之一。物价管理工作的有序开展是医院工作正常运转的必要保证，这既关系到患者的个人利益，也关系到医院的经济效益和社会效益。医院要建立完整的物价管理机构并配备人员、落实岗位责任，通过加大政策宣传，提高员工价格管理意识；依托完善的医院管理信息系统，优化物价管理流程，确保收费项目的准确性，建立监督和奖惩机制，严格执行价格标准。物价管理既是医院管理的重要组成部分，也是落实国家卫生政策的重要环节。

（五）医院感染控制与管理

院内感染控制能力是评估医院医疗护理质量的重要指标之一。医院感染管理指标包括无菌技术操作、医护人员手卫生规范、医疗废物管理、重复使用医疗用品处理、环境卫生监测等。严格贯彻院内感染控制有关的各项规章制度，防患于未然，变被动为主动，有效保障患者及医疗从业人员的安全。医院感染控制管理是确保医疗安全的最重要防线，虽然投入并不能够形成直接产出，但它是医疗和医院运行的基本保障，是医院管理者必须关注的重要工作。

（六）护理管理

护理工作的主要目的是尽可能保证患者身心处于治疗、康复的最佳状态，因此护理工作人员除了用生物学知识技术辅助医生治疗病人之外，更多的是应用许多社会学、伦理学、心理学、美学等人文科学知识来为病人服务，与患者密切接触，富有同情心和献身精神，体现"白衣天使"的精神。护理工作是一门独立学科，它和医生的诊疗过程形成了相辅相成的医疗体系，在医疗工作中起着举足轻重的作用。因此，加强护理管理，保障患者对医院服务的满意度，对医疗管理的质量提升是不可或缺的、强而有力的支撑。强化护理管理工作需要改善护理管理模式，根据医院实际情况，结合垂直管理、分层管理、全程管理，制定护理流程，利用网络信息技术，对护理质量综合评价，保证护理质量，提高护理效率。

（七）其他

医疗管理涵盖医院管理的众多内容，除了上述的 6 个方面以外，还有输血管理、用药管理、辅助检查管理等，都需要我们制定管理规范，定期检查反馈，不断完善提高。

二、医疗管理基本原则

医疗管理基本原则包括依法执业、以病人为中心、保证质量、安全第一、效率优先、持续改进。医院必须认真贯彻执行原国家卫生计划生育委员会颁布的《医疗质量管理办法》，医疗从业人员必须严格按照国家卫计委制定的《中华人民共和国医师法》《中华人民共和国护士管理办法》及省市地方及医院制定的相关医疗管理法规执业。医疗管理必须坚持"以病人为中心"的出发点，在现实可能与可行的条件下，以高质、高效的服务让病人满意；医疗工作必须保证医疗安全，并通过质量管理评价体系对工作进行反馈，达到持续不断地改进、加强医疗管理工作的目的。

第三节　医疗安全和质量控制

一、医疗管理核心和重点

医疗质量和安全直接关系到人民群众的健康权益和对医疗服务的切身感受，医疗质量和安全是医院生存和发展的基础，是医院管理工作的核心、重点、关键点，更是医疗管理内容的核心、重点与关键点。

二、医疗管理指导思想

"一切为了人民的健康"及"以病人为中心"的核心价值观是医院建设和发展过程中推崇的基本信念，是做人做事的基本准则，树立诚实守信的奉献信念，严守医务人员的职业道德和操守，才能尽量满足病人的需要，满怀热忱地为病人服务，用所学的知识技术为病人带来福音、带来健康、带来幸福，把做好工作作为毕生的追求。只有不忘办院初衷、学医本心，才能全身心投入医疗工作，使医疗技术不断改进、不断提高、不断增强、精益求精，保证高品质、高水平的医疗服务，确保医疗安全。在医疗安全的前提下保证高质量的医疗效果。

三、医疗管理准则

严把质量控制关，以此作为提高医疗质量安全的抓手。核心制度是医疗机构管理的实施依据和执行细则，医疗质量安全核心制度是指医疗机构及其医务人员在诊疗活动中应当严格遵守的相关制度，是确保医疗质量的行为规范和准则。主要包括：首诊负责制度、三级查房制度、会诊制度、分级护理制度、值班和交接班制度、疑难病例讨论制度、急危重患者抢救制度、术前讨论制度、死亡病例讨论制度、查对制度、手术安全核查制度、手术分级管理制度、新技术和新项目准入制度、危急值报告制度、病历管理制度、抗菌药物分级管理制度、临床用血审核制度、信息安全管理制度等。

医疗活动结果是由多种因素作用于医疗活动引起的，每个环节都能影响医疗结果，没有完善的医疗安全管理与质量控制，就不可能有良好的医疗效果。

四、医疗管理与医院发展的关系

医疗管理的目的是保证医疗安全，从而推动医院发展。如果医疗安全得不到保证，就可能使病人治疗时间延长、治疗手段复杂化，从而增加物资消耗量，提高医疗成本，增加病人及家属的经济负担，并可能给病人带来不可逆的伤害。

医院以治疗病人、保障人民群众健康为根本任务。只有完善的医疗安全和质量管理，才能保证医院功能的有效发挥，促进医院稳步发展，提高医院的核心竞争力。医疗安全与医院发展息息相关，保证医疗安全是提高医院经济效益的有效途径之一。

第三章　医疗安全管理

医疗安全是医疗管理的核心，也是医疗行为最基本的保障，没有医疗安全就没有医疗的价值，它涵盖医生的所有医疗环节，也包括护士和技师的医疗环节。医疗安全无死角，闭环式管理才能实现医疗安全目标。

第一节　医疗安全管理概述

医疗安全是指医务人员在提供医疗服务的过程中，将可能发生的损害控制在可接受水平以下的状态。这种可接受水平是指避免患者发生法律和法规允许范围以外的心理、机体结构或功能损害、障碍、缺陷或死亡。医疗安全管理则是运用管理学方法，最大限度地降低医疗过程中患者发生意外和受到不正当伤害的概率，同时保障医务人员在实施医疗行为的过程中，不因医疗事故或医疗过失而导致患者死亡、残疾、生理功能或心理健康受损。

医疗安全的核心是医疗质量，同时医疗安全也是医疗质量的底线。医疗质量的高低会影响医疗效果的好坏，医疗安全与医疗效果也具有直接的因果关系。医学是一门复杂的生命科学，并具有社会科学的属性。医学发展尚未达到起死回生、医治百病的程度，医疗行为产生的结果可能会向正反两个方向转化。安全的医疗行为给患者带来健康，而不安全的医疗行为则会导致患者病程延长甚至病情恶化，并有可能带来更大的身心伤害，是直接导致医疗事故、引发医疗纠纷、激化医患矛盾的重要原因。同时，医疗安全也影响着医院的社会效益和经济效益，不安全的医疗不仅增加医疗成本，给患者和社会带来经济负担，更影响医院的社会信誉和品牌形象，甚至社会稳定。因此，医疗安全是医疗质量和患者安全目标的保障，也是医疗管理工作的重中之重。

第二节 医疗安全管理的内容和方法

一、医疗安全的影响因素

医疗安全的影响因素按照不同来源可以分为三大类，分别是医院来源、医务人员来源和患者来源。医院来源的因素主要包括医院感染因素、环境设备因素、组织管理因素；医务人员来源的因素主要包括医疗技术因素、医疗服务因素；而来源于患者的因素主要有患者及家属因素和疾病自身因素。具体如下。

（一）医院感染因素

医院感染是指住院病人在医院内获得的感染。广义地讲，医院感染的对象包括住院患者、门急诊患者、医务人员和患者家属等。感染是致病微生物与宿主在一定条件下相互作用而发生的一种病理过程，医院感染也不例外。医院内聚集着前来就医的各种疾病的患者，患者所携带的病原体随时有可能被排入医院环境中。细菌、病毒、真菌等微生物在医院的空气中、设备里、器械表面等处皆可存在。患者本身患有疾病，其免疫防御功能都存在不同程度的损害和缺陷，处于抵抗力低下的状态，这种状态暴露在病原微生物集中的环境里，更容易受到感染。

（二）环境设施因素

环境和设施也能够对医疗安全产生影响，良好、安全的医院环境能够让医生和患者处于一个舒适、融洽的诊疗氛围中，缓解医务人员工作时高度紧张的神经，缓和患者及家属就诊时的焦虑心情。医疗设备和器材的质量、性能、规格、种类都会影响医疗效果，甚至有的直接危害生命健康，成为医疗不安全因素。

（三）组织管理因素

随着医疗体制改革的不断深化，市场机制对医疗事业的影响也越来越大，医院管理向着企业管理的模式发展。医院管理制度是否健全，纪律规范是否松散，管理约束是否严格，医务人员的责任意识强弱和思想觉悟高低等，都可以成为影响医疗安全的组织管理因素。

（四）医疗技术因素

医疗技术因素是指由于医务人员在医疗过程中违反诊疗规范或操作规程，从而造成患者生命健康受到危害。这种因素可能是医务人员本身技术水平低或经验不足，也可能是医务人员责任心不强。医疗技术因素对医疗安全的影响是直接的，它是医疗安全的最大风险因素，一旦出现往往导致医疗不良事件，引起医患纠纷。

（五）医疗服务因素

医疗服务因素是指医务人员的服务态度或医患沟通给医疗安全带来的影响。医疗服务因素对医疗安全的影响是间接的，服务态度不好和沟通能力不足会让患者产生反感和误解，造成患者的依从性不好，导致规范的医疗行为达不到预期的诊疗效果。根据对医疗投诉原因的统计情况来看，由服务态度差和沟通不畅引起的投诉量在逐渐增多，这些因素往往成为危害医疗安全、引发医疗纠纷的导火索。

（六）患者及家属因素

患者及家属对诊疗的配合性和依从性也是影响医疗安全的重要因素。现代医学起源于生物医学模式，从纯生物学角度研究宿主、环境和病因三大因素的动态平衡。随着医学科技和人类社会的不断发展，人们逐渐认识到原有的单纯生物医学模式存在不足，于是逐渐衍生出了"生物—心理—社会"医学模式，医患关系模式也从原来医生为主导转变为共同参与模式。良好的医疗效果需要医务人员和患者的共同配合来完成，随着信息时代的来临，患者获得医学知识的渠道增多，在医疗过程中的自主性也逐渐增强，依从性在逐渐减弱。然而患者了解的医学知识并不专业和全面，一知半解的认识加上不积极配合治疗，往往造成医疗的不安全，影响医疗效果，这就需要更好的语言、情感沟通，加上由以"患者为中心"向以"疾病为中心"的转移，形成利益共同体，即患者和家属与医生一起战胜疾病，共同获得利益最大化，这样才能保证这方面的安全。

（七）疾病自身因素

疾病是由于人体内遗传系统存在疾病基因与自身生活喜好，加上环境刺激因素的作用所引发或诱发的生命功能发生有害改变。已知的疾病种类有上万种，新的疾病还在不断被发现，疾病的形成和发展机制十分复杂。目前医学的发展水平能够治疗的疾病仅仅是少数，疾病的严重程度和发展变化往往超出医务人员的可控范围，导致医疗效果不好，这也是部分医疗不安全事件和医疗纠纷发生的最根本原因，形成了"有时去治愈、常常去帮助、总是去安慰"的医疗能力写照。让患者和家属理解医疗能力，只能依靠医学知识的科普和医护人员的说服力。

二、医疗安全管理内容

医疗安全管理的内容十分广泛，包括成立管理小组、制定管理制度、落实诊疗常规、监控医疗质量、防范医疗风险等。其中，最为核心的内容就是医疗核心制度管理。

医疗核心制度是确保医院医疗护理质量，规范诊疗行为，杜绝医疗事故发生的重点规范制度。没有规矩不成方圆，正如诊疗规范是医务人员在诊治疾病时必须遵守的指南一样，医疗核心制度也是医务人员在医疗工作中所必须遵守的规则。医疗核心制度规定了医务人员在医疗活动中应当按照哪些流程来做，应当遵守哪些医疗和护理规范，应当恪守哪些职业道德。总的来说，医疗安全管理应当全面落实医疗核心制度，始终履行医务人员首诊、值班和交接班责任；认真执行三级医师查房和会诊制度；坚持进行疑难病例讨论、术前讨论、死亡讨论等；对手术、护理和抗菌药物使用做出合理的分级管理；医疗和护理操作前要严格查对，临床用血、手术安全和新技术准入前要严格审核；有效实施危重患者抢救和危急值报告流程；认真书写病历，规范化管理病历；对医院的患者信息、医疗信息等进行确切的安全管理。总之，从接诊患者到患者出院或死亡，医疗核心制度应当贯穿在医疗行为的全过程。

医疗安全管理措施如下。

所有医院都要有社会担当，公立医院应该是表率，要把医疗安全管理当作是医院管理工作的重中之重，实行"谁主管、谁负责；谁在岗、谁负责；

谁失职、谁担责"的安全管理模式。针对医疗风险，从被动应对转向主动防范，实现源头治理、超前预警的医疗安全管理机制。医院各部门协调联动，通过以下"六大保障"确保医疗安全。

（一）组织保障

医院自上而下重视医疗安全，成立医疗安全领导小组，院长牵头挂帅，主管副院长组织实施，设立医患关系协调办公室，配备医疗、法律和护理专职人员，负责医疗安全管理、医疗纠纷处理和医疗安全培训。

（二）制度保障

医院从管理性、预防性、应对性和处罚性4个方面建立健全并不断完善各项规章制度，规范管理，促进医院运行纳入依法、依规的轨道，从制度上确保医疗安全。

（三）流程保障

坚持"关口前移，预防为主"的理念，着眼于险，立足于防，变"被动处理"为"主动防范"。坚持"以案例分析为导向优化流程问题"的医疗安全管理模式，提倡"无过失不良事件和不安全因素上报制度"，对于已经发生的医疗投诉做到"三个至少"，即"至少发现一个问题、至少优化一个流程、至少警示一个人或一个群体"，将医疗安全管理从"纠纷控制"向"风险控制"转变，彻底规避医疗风险，从根本上保障患者利益。

（四）质量保障

强化医疗质量，注重医疗细节，建立院、科两级医疗质量管理体系，制定医疗质量控制标准，确保医疗行为符合诊疗规范。实现以"治疗组"为单元的质量管理模式和以"电子病历"为依托的质量监控模式。开展"医疗质量管理"和"医疗安全管理"双重量化考评，考评结果与科室绩效考核挂钩。

（五）思想保障

医院秉承"以病人为中心"的服务理念，持续开展院领导和行政管理部门医德查房制度，分类型开展门诊、住院患者调查问卷和出院患者电话回访制度。医院医护人员以科室为单位签署《医疗安全管理责任书》，落实医疗安全责任，强化医疗服务意识。

（六）源头保障

坚持开展医疗安全教育，按照预防性警示培训、针对性专题培训、普及性岗前培训和广泛性，实现医院培训"四个层次"培训教育对象覆盖全院员工。系列培训做到"四个结合"，集中培训与分散学习相结合、警示教育与质量监控相结合、终末管理与源头防范相结合、问题分析与隐患排查相结合。无论是新入职员工、新入科研究生到全体临床一线医务人员，还是药剂、收费、导诊等窗口服务人员到机关、后勤人员，均能够通过培训提高自身的专业技能和沟通技巧，从源头上确保医疗安全。

第三节　建立医疗安全量化评价体系

医疗服务的核心是医疗安全，而医疗安全的来源是医疗质量。评价医疗安全效果对于提高医疗质量和改善医疗服务行动有着重要意义。医院应建立符合医院实际情况的医疗安全量化考评体系，从而实现对医疗安全和投诉信访的量化评价。

（一）提高认识

医疗运行要坚持"安全第一，预防为主"的原则，深层次认识医疗质量和医疗安全的关系，从"一味抓质量，从不抓安全"转向"优先抓质量，兼顾抓安全"，再转向"重点抓安全，同时抓质量"，要做到"两手抓，两手都要硬"。转变观念，从被动防纠纷转向主动防风险，坚决走"预防为主，源头治理，超前预警，协调联动"的医疗安全管理路线。

（二）加强领导

医院自上而下实行"党政同责，一岗双责，失职追责"的安全责任制度。明确各级各部门主要领导作为安全责任人，临床科室主任和护士长作为医疗安全第一责任人，切实做到明责、履责、追责、问责。通过强化监管、狠抓落实、全面检查和消除隐患，落实患者的安全目标。每年年终执行"一票否决"制度，推动和促进各临床科室和职能部门齐心协力，保证医疗工作安全、顺利地开展，进一步提升医疗服务质量。

（三）建立医疗安全和投诉量化考评体系

坚持实用性、有效性和可操作性相结合的原则，实行投诉分类量化管理，要求医务人员要本着"对患者负责，对医院负责，对自己负责"的原则，强化医疗安全意识，做到"处理一个投诉，解决一类问题"。量化考评体系分处罚和奖励两部分。临床科室以病房为单位；非临床科室以科室为单位。扣分按照投诉分类和完成医疗安全工作的情况执行；加分按照主动排查并消除医疗安全隐患和积极配合医院解决相关科室医疗纠纷的情况执行。考评结果直接与科室"双星评比"和绩效考核挂钩：作为科室年终评优的一票否决指标；作为当事人评优的否决指标；作为重大责任案例当事人提职晋级的否决指标。

（四）强化医务人员的安全意识

建立医疗安全和投诉量化考评体系后，各个科室对医疗安全的重视程度明显提升，医疗投诉沟通和安全隐患上报的主动性和积极性显著提高，有效地强化了医务人员的安全意识，落实患者安全目标。

第四节　信息化医疗安全管理平台

医疗安全管理是医院管理的重要内容，也是全社会共同关注的重大课题。医院对医疗安全管理的探索和实践必须坚持不断完善和不断提高的态势，充分利用信息化平台，才能在新形势下确保医疗安全和医疗质量。

一、医院安全管理信息化平台

信息化是以现代通信、网络、数据库技术为基础，对所研究对象、各要素汇总至数据库，供特定人群生活、工作、学习、辅助决策等，是一种将和人类息息相关的各种行为相结合的技术。信息化是全球信息网络共享时代的新晋生产力，可以极大提高各种行为的效率，为推动人类社会进步提供极大的技术支持。

信息化管理是利用信息技术和信息资源，促进信息交流和信息共享的过程。目前，医院的信息化已经覆盖了电子病历系统、影像诊断系统、实验室检验系统等，在电子病历的基础上实现医院无纸化运行。

依托医院信息化平台，建立医院安全管理信息化平台，整合医院安全信息，以投诉为导向，用信息化固化标准流程，坚持"统一管理、方便投诉、及时解决"的原则，实现医院安全信息的"大整合"。信息化平台通过预留端口，建立与远程终端之间的信息传递通道，整合了医院安全远程拓展模块和终端，将医疗安全、护理安全、设备安全、公共安全和消防安全等信息共享到信息化平台上，具备录入、查询、办理、警示、批示、提醒、数据传输、权限授予等诸多功能，应实现"事事有着落，件件有回音"的目标。

医院安全管理信息化平台链接电子病历系统、公共安全监控系统、人力资源管理系统，整合医疗、护理、药物、院感、医保、物价、公共安全、消防安全、设备安全、实验室安全、危化物安全、放射源安全等信息，将医院日常运行安全信息即时上传、反馈至安全管理综合平台上，实现全院安全信息共享。

医院安全管理信息化平台包含投诉管理、不良事件上报、隐患上报、医院安全培训、医院规章制度、医院应急预案等内容，拥有统计分析功能，实现事前防范、事中监控、事后分析的"一站式"管理效果。

医院安全管理信息化平台具有提示性、即时性、强制性、实时性和自反馈等特点。

（一）提示性

投诉信息录入提交或隐患信息上报，第一时间向当事人和当事科室主任通过网络和手机短信发送提示信息，做到"双提示、双保险"。

（二）即时性

以办公网为载体，通过网络传输，做到"即时发送、瞬间传播"和"一对多""多对一"的多点传输。

（三）强制性

设办理时限提醒功能，做到"事件不办理、提示不消失"。

（四）实时性

实现事件办理流程的实时监控，体现每个事件办理节点，让管理者对于事态发展有全面的把握。

（五）自反馈

事件处理中，处理结果、整改意见、领导批示等均以"双向自反馈"方式反馈科室、职能部门并上报院领导，达到"传得通、管得住、看得见、办得好"的效果。

二、投诉和卫生信访管理

医疗投诉处理和卫生信访接待是医院安全管理的重要组成部分，医院应重视该项工作，专门成立医患关系协调办公室，实时跟进政府和国家卫健委等相关管理部门的政策方针，依法按政策做好投诉和信访的接待和处理。实行"二专、二公开"制度，"二专"指的是专职部门和专职人员；"二公开"指的是公开接待地点、公开投诉电话。医院采取"六大举措"保障投诉和信访管理工作的平稳进行。

（一）场所方面

应设立专门接待场所，供门诊患者和住院患者投诉和信访。在医患关系协调办公室、接待室及其周围走廊安装全景监控，对接待过程进行实时录像和录音。

（二）人员方面

医患关系协调办公室专职配备医疗专业、护理专业和法律专业人员，分工明确，负责接待、反馈、鉴定、应诉、安全管理等工作。

（三）物资方面

医院安排专项经费，满足投诉和信访工作的需要，包括配备专用摄像机、照相机、复印机、传真机及各种办公、接待等物资，全力保障接待、稳控、培训和管理工作顺利进行。

（四）程序方面

医院对于医疗投诉和卫生信访实行"专家委员会会诊反馈机制"的闭环处理流程。首先，对患方的投诉和信访进行接待并登记，明确告知于10个工作日之内给予反馈答复；相对复杂、涉及较多当事人和当事科室的，于60天之内给予答复。其次，调查核实事件，组织院内相关学科专家组成专家委员会，对投诉和信访案例进行会诊讨论。最后，拟定时间，由专家委员会给予患方面对面反馈答复或给予书面答复函。如患方对医院答复意见不认可，在耐心接待和反馈后，明确告知法定途径，建议其依法通过医疗事故技术鉴定或民事诉讼解决纠纷。

（五）安全方面

应建立医疗纠纷处理与安保协调一体化。医患关系协调办公室位置均应毗邻安全保卫部，分工负责、密切配合，保障接待和反馈时，工作人员的人身安全以及医院正常医疗秩序的稳控。建立重大医疗纠纷预警机制，制定突发纠纷事件应急处置预案。在医院内设立警务室，实行"警医联动"机制，对重点部位增加安保力量，有效加强医院内部的治安防范，保障医院运行的稳定和医务人员的平安。

（六）制度方面

建立卫生信访工作协调配合机制，健全卫生信访应急预案，落实化解稳控责任。建立疑难信访联合接访和会办机制，整合技术、行政和社会资源，积极依靠和配合各级卫生行政管理部门和相关政府部门，做好联合接待和会办信访积案，有效化解疑难信访问题。建立起医疗纠纷处理与人民调解等第三方调解机制的有效衔接，加强对医疗责任保险制度的探索和开展。

医疗安全是医院的发展之基，生存之本，稳定之源。医院安全管理工作是实现优质医疗服务的基础，没有安全就没有稳定，没有稳定就没有医院的可持续发展。

第四章　医疗运行

医院的医疗运行通过门急诊量、出院人数、床位利用率、平均住院日、手术量等医疗运行指标评价，通过分析医疗运行的考核指标和意义，从而实现医疗管理的目标。

第一节　医疗运行的特点

医疗运行是医院最主要、最常规的核心工作，是医院存在的意义和基础。维持医疗过程平稳、安全地运行，是医疗管理的首要目标。

医疗运行的基本形式即医务人员通过诊断学流程对疾病做出判断，进而使用药物、器械及手术等方法，消除疾病、缓解病情、改善功能、帮助患者恢复健康的全部过程。医疗运行在宏观上是复杂、动态、辨证的，以下几个特点决定了医疗运行的特殊性。

一、医疗行为的实时性

医疗运行的全过程均围绕着疾病展开，而从宏观的角度来看，疾病的发生和发展是全天候的过程。那么医疗运行与之相对，必须具有实时性的特点，即在医疗运行中突出表现为对突发事件的处理及公共卫生事件的应对。

二、医疗结果的侵袭性

医疗行为安全第一，但医疗行为的结果往往可能对人体造成某种侵袭，且该侵袭在一定程度上是不可恢复的。最典型的就是以手术为代表的各种有创操作，乃至输液与服药的副作用，甚至是正常的用药反应，严格意义上对患者来说也是一种不可逆的侵袭。

医疗结果的侵袭性是客观存在的，即使再规范化的治疗也不可能完全避免；但对待医疗运行的评价，不能单纯地从其客观的"侵袭"上来分析。因为医疗行为对患者来说是必需的，患者承受医疗行为所带来的"侵袭"而解除自身的病痛，这是一个权衡利弊、辩证统一的过程。医疗运行中对患者造成的不利，必须小于医疗行为所带来的利益，即遵从"最有利于患者"的原则。

三、医疗对策的个体性

医疗运行与其他服务行业的运行不同，由于医疗行为的对象即患者的身体是近乎完全不同的个体，所以医疗行为的结果并非完全能由其实施者即医生所控制，由此造成了医疗对策的个体化。

这一特性客观上来源于患者生物体的不确定性，即没有完全相同的两个个体；主观上还与患者本人行为的不可预测性相关，或表现为依从性的不同。那么在治疗原则规范化的同时，针对不同患者需要制定个体化的医疗对策，而规范化和个体化是辩证统一的。

四、医疗质量的差异性

客观上来看，不同级别医院的医疗质量是存在差异的。即使是同级医院，由于各自医疗流程的不同，乃至治疗方式的不同，甚至用药选择的不同，反映到患者身上就体现为医疗质量的不同。

五、医疗过程的私密性

医生和患者作为自然人，其隐私权都是神圣不可侵犯的，其人格尊严受法律保护，这一点在《民法典》中已明确。《中华人民共和国医师法》第二十三条第三款中明确规定，医师在执业活动中须履行"尊重、关心、爱护患者，依法保护患者隐私和个人信息"的义务。

如果医生不进行正常的询问和检查，则无法对患者进行诊断及治疗，而正常的询问和检查难免会涉及患者的隐私。在接受诊疗的同时，为了确保医生能更准确地对疾病进行判断，患者也应该实事求是地回答医生针对疾病提出的问题。只要对患者进行诊断、治疗，就有可能会涉及患者的隐私。为解决这一问题，医务人员和患者都应该加强自身的法律意识，共同维护人格尊严。

六、制度适应的必要性

至少在可见的将来，医疗运行是不能独立于各项社会制度之外的。具体来说，医疗运行除了必须服从临床医学发展的科学规律，还必须适应医疗保险制度和医疗改革进程。

从最基本的医疗保险角度来看，医疗运行必须适应城镇职工、城镇居民、新型农村合作医疗、商业医疗保险等各类型保险的规范要求，且在不同地区存在差异。更长远来看，随着医疗改革的不断深入，单病种收费、临床路径管理、抗生素管理、药品比例控制、基本药品目录、取消药品加成等各项规章制度都在不断完善，也为医疗运行提出了更加细致、规范的要求。

七、人为因素的不确定性

医学是一门与"人"打交道的科学，医疗运行说到底是以"人"为本的。医疗运行面向的患者千差万别，包括性别、年龄、体质、疾病种类、病情程度、并发症情况，乃至社会、家庭背景等因素，都会对医疗运行过程产生不确定的影响。而医务人员作为医疗运行的执行者，其所受教育程度、临床经历、心理素质，乃至沟通能力等的不同，也直接为医疗运行本身增添了不确定性。

第二节　门急诊医疗运行及管理

无论在医疗运行的哪个环节，其基本要求都是平稳、安全。而针对门急诊医疗运行的特点，在"稳"的前提下，还要突出一个"快"字。对医务人员来说，"快"意味着提高工作效率；对患者来说，"快"意味着改善就医体验。以下试从几个方面探讨门急诊医疗运行管理中的关键指标。

一、门（急）诊量及其衍生指标

（一）门（急）诊量

广义的门（急）诊量，指在单位时间内，来医院/科室挂号的人次数，即单位时间内的挂号量减去退号量。门（急）诊量是体现医务人员工作强度的最直观、最便于统计的指标，同时也是其他各种指标的基础。

（二）衍生指标

1. 门诊量

狭义的门诊量——有效门诊量指在单位时间内来医院/科室挂号并进行过治疗的人次数；即广义门诊量减去无其他收费人次数，或称为"有效门诊量"。

有效门诊量可以更好地反映医务人员的工作强度。但由于科室治疗、复诊流程的不同（如只看检查结果无其他处置），收费模式的不同（如首诊统一计费，复诊不再重复收费），以及统计区间的不同（难以界定多长时间算一次诊疗结束），其计算可能产生误差。

门急诊在实现信息化和采用电子病历的基础上，可以更准确地判定有效门诊量。在此条件下可以通过有效病历的数量估算有效门诊量的合理性，直接过滤未做任何处置的"无效患者"，如果采用结构化电子病历+电子医嘱系统，可以进一步细化出每个就诊人次有无收费处置，进行更准确的效率分析。当然，前提是医生能够规范化地使用电子病历系统并书写记录。

2. 门/急诊量构成比

指门诊量、急诊量在门急诊总量中各自所占的比例。从这个指标及其变化中可以看出医院门/急诊发展的成熟度及趋势；不过随着分级诊疗的开展，这个比例的意义和价值会发生变化。

3. 门急诊量同/环比增长率

顾名思义，环比增长率可以体现门急诊运行、发展的趋势是否稳健。而对于医疗运行来说，由于疾病发生、发展的规律有很强的季节性特点，导致患者人群分布的变化会有一定的季节性规律，观察同比增长率则可以在一定程度上过滤掉此种规律变化带来的影响。对照门急诊量同、环比增长率各自的变化，可以更好地判断医疗运行中门、急诊发展的状态。

二、门急诊收入及其衍生指标

(一) 门急诊收入

即单位时间内患者的交费金额。该项目是门急诊运行的核心指标之一，是门急诊运行的必要条件，也是各科室运行效率的直接体现。

(二) 衍生指标——次均费用

门急诊患者次均费用，指单位时间内门急诊收入与同时段门急诊量的比值。该指标过滤了门急诊量"单纯"增加对门诊收入的影响（比如季节性因素、出诊医生增多等因素），可以更好地反映出医院门急诊运行的真实效率。

次均费用的增加体现了门急诊收入的提高，也可以反映出门急诊的成熟度较高。但次均费用的提高客观上也说明了患者的费用负担会相对加重，因此该指标的变化应稳定在一个相对合理的范围内。具体来说，就是要求医务人员合理把握门急诊检查及治疗的适应证，在此前提下实现的患者次均费用增长才是科学有效的，而不应只追求指标的"单纯"提高。

三、门急诊药品收入专项分析

根据目前医疗改革的大政方针，药品收入是医院运行中非常关键且敏感的指标，因此应做出专项分析。

（一）门急诊药占比

指单位时间内药品收入占门急诊总收入的比例。药占比无论在政策方针上，还是实际应用上，都是医院运行管理的重要指标之一。合理的药占比，在未来一段时间内将是医院收入能否稳健发展的关键，其重要性不言而喻。该指标也是其后续衍生指标的基础。

（二）衍生指标——药品收入增长率与总量对比

指单位时间内药品收入的增长率，与门急诊总收入增长率的比值，反映了医院门急诊收入对药品收入的依赖程度。合理稳健的比值应该在1.0以上，即门诊收入的增长高于同时段药品收入的增长，使药品使用和药品价格实现持续下降趋势。

（三）药品处方丢失率

指未缴费的处方数，占医生开立总处方数的比例。该指标一定程度上反映了患者对医院的依从性，以及对医院的信任程度。随着医院药品加成的取消，是否在医院取药将越来越不成为医院关注的指标。

（四）药品缴费金额丢失率

指未缴费处方的金额，占医生开立药品总金额的比例。其意义与药品处方丢失率类似，但更强调金额对丢失率的影响。

（五）病种（科室/医生）药品收入及其增长率

指单位时间内，各典型病种（或不同科室/医生）患者的药品总金额及其增长，为指导不同科室（或各专业医生）门急诊医疗运行提供针对性的依据。

需要注意的是，规范化的诊断是此项目准确性的基础，门急诊结构化电子病历的采用对此有积极正面的影响；同时这个指标对于医疗运行和医院管理有着重要价值。

四、医生出诊次数及其衍生指标

医生出诊次数是指单位时间内医生出诊的人次数。通过对该数据的统计可以衍生出下列指标。

（一）医生日均诊治患者数

指单位时间内门急诊量与医生出诊人次数的比值，是反映医务人员工作强度和效率的直观指标。结合前述各项效率指标，可以为门急诊资源调整提供科学依据。

（二）候诊、接诊时间与出诊次数的比值

参见前述门急诊等待时间的分析，将单位时间段内医生出诊的人次数，与同时段内患者的候诊时间或接诊时间进行比较，可以判断相应科室出诊医生的人次数是否合理，从而为门急诊资源的调整提供依据。

五、门诊患者来源分析

通过患者预留信息以及身份证号码段的分析，可以统计门诊患者的来源，进而统计本地患者和外地患者的比例。其中外地患者还可以进一步细化为"市外省内患者""省外国内患者"，以及"涉外患者"；如果没有查到或预留

相关信息，则归入"来源不明"分类。

显而易见，患者来源的多元化程度越高，外地患者的比例越大，说明医院或某科室的影响力越强。鼓励使用二代身份证免费注册作为就医卡，那么统计患者来源会更加方便、准确，从而实现较高的信息完整率。

六、预约挂号分析及其衍生指标

如前所述，预约挂号是从根本上提高患者就医体验的关键手段，其完善程度可以从以下指标体现。

（一）预约挂号率

指单位时间内通过各种预约方式成功挂号的患者数，与实际门诊量的比值。预约挂号率是门诊预约服务完善、方便程度的直接体现，也是所有衍生指标的基础和核心，是衡量医院运行信息化程度，以及反映患者就医体验的重要指标。

（二）衍生指标

1. 各预约途径比例

患者及家属可以通过医院官方网站、医院手机 APP、自助服务机、省市统一挂号平台、门诊医生诊间、门诊及病房护士站、人工收费窗口等多种途径预约挂号。各种预约途径的比例可以为判断预约趋势、针对性改善预约服务提供依据。

2. 预约挂号成功率

指单位时间内成功"取号"的数量与预约成功数量的比例。为避免医疗资源浪费，空耗等待时间，预约患者必须持有效证件到现场"取号"，才能正式进入候诊队列，等待医生"叫号"，进而衍生出本项指标。预约挂号成功率可以反映预约服务的完善程度，并预估接诊工作效率。

3. 预约挂号增长率

顾名思义，反映医院或某科室预约工作的改善情况，为医院运行的整体改善提供依据。

在当前中国医疗体制下，预约挂号的患者主要集中在慢性病、康复、复查病人上，随着分级诊疗的推进，由下级医院向上级医院有序转诊，且结合医保支付比例和挂号费用价格调整，才能真正实现门诊所有或大部分病人的预约挂号。

第三节　住院医疗运行及管理

住院医疗是医院医疗工作的中心环节。入院病人一般而言病情较重且复杂，需要通过系统的检查和治疗而予以诊疗。住院医疗集中地反映医疗质量和水平，是医院管理的主要对象。

住院医疗管理的特点与任务如下：①是以病房管理为中心的系统工程。从系统工程的角度，以病房管理为中心，加强多学科多部门的协作，创造良好诊疗条件和环境是住院医疗管理的基础性任务。②是建立以三级医师负责制为核心、以医疗活动为重点的诊疗体系。住院医疗管理的重要任务，就是充分发挥三级医师负责制的功能，建立完善的责任制度。在医疗活动中，保证医疗质量，不断提高医疗水平，促进业务技术的发展。通过系统管理，确保医疗工作的连续性和协同性。加强医疗信息化建设，使大量的医疗信息得以科学及时地录入、存贮和充分地应用。

下面从几个方面探讨住院医疗运行与管理中的关键指标。

一、平均住院日与床位利用率

（一）概念

平均住院日是指在一定时期内（常规以月、年为统计单位）出院患者的平均住院时间。通过计算出院患者占用的总床日数/同期出院患者总人数得出。床位利用率是指每天使用床位与实有床位的比率，即实际占用的总床日数与实际开放的总床日数之比。

（二）缩短平均住院日、提高床位利用率的意义

1. 缩短平均住院日、提高床位利用率是医院医疗管理中的重点与难点

缩短平均住院日、提高床位利用率是医院医疗管理中的重点与难点，是医院提高医疗资源使用效率的关键，也是医院加快内部发展的突破口。两个数据不仅反映医院医、护、技、药等多方面的综合实力，同时能够全面反映医院的管理水平。平均住院日通常作为一项全面评价医院的综合性指标。缩短平均住院日，可以达到加快病床周转，使有限的医疗卫生资源得到充分运用，在降低病人医疗费用的同时提高医院经济效益。

2. 缩短平均住院日、提高床位利用率可以高效提高医疗资源的使用效率

随着中国人口的不断增多及老龄化加剧，医疗服务的需求量成正比增高，优质的医疗服务供给属稀缺资源，与患者医疗需求仍有较大差距。为缓解上述问题，医疗机构在保障医疗质量的前提下，缩短平均住院日、加快床位周转率是重要的手段之一。

3. 缩短平均住院日、提高床位利用率有利于减轻患者的经济负担

我们所提倡的是高效住院日，即指患者入院后有效检查、诊断及治疗，此期间的医疗费用发生较高，与摊销医疗成本后结余成正比。因此提高高效住院日，降低低效与无效的住院日，减少患者的住院天数，降低平均住院日，无疑有利于减轻患者的经济负担。

4. 缩短平均住院日、提高床位利用率有利于医院提高管理水平

平均住院日是一个受多因素影响的指标，它既能综合反映医疗护理质量、诊治诊疗水平、工作效率和经济效率，同时又能反映医院总体管理水平。只有在医院统筹规划、各个部门协同配合的情况下，才能在保证医疗水平的前提下，有效地提高诊疗效率、缩短患者的平均住院日。所以，平均住院日的高低不仅是医疗质量与医疗技术水平的综合指标，同时也是医院总体运行效率的体现。

（三）缩短平均住院日、提高床位利用率的措施

（1）规范门诊诊疗管理通过规范入院前相关检查，加强病房与门诊的交接，确保患者入院。

（2）提前做好必要的辅助检查，避免入院后重复检查。

（3）加强临床科室间配合在面对疑难危重病患时，积极推进及组织相关科室进行科间会诊和全院会诊，通过会诊提出更加全面的治疗方案、提高会诊质量及效率，落实主要责任科室，避免科室间互相推诿，减少通过大量辅助检查代替会诊意见的现象发生。

（4）开展日间手术患者术前检查可安排在门诊进行，待结果回报符合手术指征即可进行术前准备、行手术，术后观察数小时，若患者情况良好，便

可出院。按日间手术的模式既能减少患者院内感染的风险，又能减轻患者的经济负担，对缩短平均住院日、提高医疗资源的利用率有明显作用。

（5）落实分级诊疗分级诊疗政策是通过将患者疾病的轻、重、缓、急以及医疗诊治的复杂程度进行分级，将不同级别的疾病分给相对应的医疗机构，为患者提供医疗服务。通过推行分级诊疗政策以实现基层首诊和双向转诊制度，将诊断明确且病情稳定的慢性病患者进行分流，提高医疗机构的运行效率，从而进一步缩短平均住院日。但是也要客观地看待平均住院日，当重症患者、疑难患者、大手术患者数量增加，也将延长平均住院日；反之轻症患者、小手术患者数量增加，则可以缩短平均住院日。

二、出院人数

（一）概念

出院人数是反映医院工作成果和工作效率的重要指标之一，可以直接影响医院的社会效益和经济效益。它受到如床位分布情况、床位利用程度、医院人员分配比例等因素的影响。其中平均开放床位数和床位周转率是两大重要因素。通过对出院人数的因素分析，我们得出增加床位数、加快床位周转率均可增加出院人数，同时各科室床位结构的合理性又是影响床位周转率的重要因素。

（二）增加出院人数的主要措施

1. 根据医院优势专业合理分配开放床位

科学合理分析医院特色及优势专业，明确地区疾病谱，不断提高医院的优势专业医疗诊疗水平、稳固本地区及可辐射区域内的心脑血管疾病、急慢性呼吸系统疾病、恶性肿瘤等患者，患者可以得到及时、有效的治疗。

2. 优化医疗服务质量

目前床位周转次数的加快、出院人数的增加与病人住院时间的缩短有着密切关系。出于对生命健康的重视，居民在医疗相关费用的支出呈递增趋势。患者希望在同等物价标准的前提下得到更优质的服务，因此医院需要通过不断改进优质服务，才能在满足患者的医疗需求下实现最大的经济效益。

3. 加快信息化建设

医院的现代化不仅是医疗手段、医疗设备，更是医院管理的现代化。科学、合理的信息化管理是提高医院工作效率的最有效措施，加快医院信息化管理可以对各个科室实行全面、精准的动态跟踪管理，及时有效地发现各类影响科室及医院的有效数据，这对缩短医院平均住院日、提升出院人数有至关重要的作用。

三、药品比例

（一）概念

药品比例=药品收入/业务收入，业务收入=药品收入+医疗收入。

（二）控制药品比例的措施

1. 通过医院管理的行政手段，将医院药品比例责任分配到临床科室

以每三年实际药品比例的平均值和科室实际情况为基础，制订临床科室的药品比例标准，并结合医院信息化系统，以月度为单位进行统计，公示各科室的药品比例，超过药品比例标准的科室，将根据医院控制药品比例的工

作方案的相关规定进行处罚，科主任承担科室管理责任，扣减相应的绩效工资并不得参加年度评优考核；对于药品比例控制较好的科室，医院也给予一定的奖励。通过院科两级管理并结合信息系统及业务查房，了解各临床医生用药情况，及时纠正医生不合理用药、滥用药物的现象，使药品比例医药费用增长的情况得到有效控制。

2. 开展处方点评，指导医生合理用药，控制"大处方"

每月随机抽查门诊处方并进行点评，尤其要对"大处方"进行重点检查，分析每张处方的合理性，对不合理用药处方进行公示并酌情扣分，通过检查和管理，提高处方质量，规范医疗人员的用药行为，纠正追求利益性的滥用问题。通过监管，可以调控药品比例并降低患者的医疗费用。

3. 规范药品采购渠道

通过对抗菌药物、收入异常的药品进行分析，规范药品采购渠道等措施控制药品比例。

四、手术分级管理

（一）手术分级管理目的

最大限度保障患者安全、降低医疗风险，是国家卫生健康委对手术安全管理的一项重要要求。各级别医院手术专业的特异性和手术能力的差异性要求各级医院建立符合本院实情的手术名称库，组织病案编码专家对手术分级目录进行分类、编码，由各科室专家讨论、制定手术级别，建立手术级别管理制度。当医生级别较低，不具备申请某级别手术时，流程予以控制；只有相当级别的医生才可以申请该级别手术，从而降低手术风险、提高手术质量。

（二）缓解四级手术占比不足的情况

医院应从管理层面架构合理医疗梯队，以医院信息化为依托，从医疗安全和制度层面上保障年轻医生实际操作手术的能力，为年轻医生通过实践提升手术技巧、循序渐进地掌握高难手术奠定基础。医院手术分级的尽早建立，可以提高手术治疗效果、规避手术风险，对保障医疗质量和提升医疗安全都有着非常重要的意义。

第四节　医疗运行考核与评价

医疗运行流程繁多、程序复杂，在明确运行管理各项关键指标的同时，还要依靠一套行之有效的考核与评价体系，才能将管理落到实处，从真正意义上指导、规范医疗行为。下面试从以下两大方面理清建立医疗运行考核评价体系的思路。

一、基于治疗组的基本运行评价

在临床工作中与患者诊疗直接相关的最小单位为"治疗组"，包括治疗组长（高级）、主治医生（中级）、管床医生（初级）及责任护士，对医疗运行评价的单元也以此为基础。

（一）工作量指标

1. 出院人次单位时间内出院患者的人次数

此指标为评价治疗组工作量最直观的基本指标。

2. 入院人次单位时间内入院患者的人次数

此指标同样为评价治疗组工作量的重要指标。

3. 手术例数单位时间完成手术的例数

此指标为评价手术科室工作量的关键指标。

（二）收入指标

1. 总收入单位时间内的患者医疗费用的总和

该指标为医疗运行的核心指标之一，是医院运行的必要条件，也是各科室运行效率的直接体现。

2. 药品收入与药占比

药品收入与药占比是医院运行中非常关键且敏感的指标。

3. 抗菌药收入占比指单位时间内抗菌药收入占总收入的比例

此项指标是医院加强抗菌药物临床应用管理，规范抗菌药物临床应用行为的依据；是对提高抗菌药物的临床应用水平，促进临床合理应用抗菌药物的直观指标，对保障医疗质量和医疗安全具有重要意义。

二、诊疗行为规范化评价

诊疗行为是医疗运行的核心形式。将繁杂的诊疗行为提炼为量化的数据指标，才能使诊疗行为的规范化评价具备可操作性。

（一）诊断分析及其衍生指标

准确的诊断是病种分类的基础，也是科学指导医院运行的前提之一。将诊断分析与前述各项指标的分析相结合，可以更有针对性地规范医疗行为，为医院运行提供指导意见。

1. 诊断患者人次数

指单位时间内某一典型诊断患者的总人次数。该指标在客观上反映了病种的人群分布，也是其他诊断分析衍生指标的基础。

2. 衍生指标

（1）诊断患者来源：指不同诊断病种的患者，可以评价某典型病种的区域人群分布，以及相应科室的影响力。

（2）诊断患者年龄：指不同诊断病种的患者的年龄分布，可以据此数据进行针对性分析，优化相应服务。

（3）诊断患者性别：指不同诊断病种的患者的性别分布，可以据此数据进行针对性分析，优化相应服务。

（4）诊断数量趋势：指单位时间内不同诊断病种总量的变化，体现了相应疾病发展变化的趋势，可用于指导科室发展及临床资源分配。

（5）诊断科室分布及收费情况：指单位时间内某科室不同诊断患者的人数，与门急诊次均费用及平均药品费用、平均检查费用各自的比值。此项指标可以利用费用的敏感性，合理评价各科室针对某病种的医疗运行状态。

（6）诊断同科室医生间情况对比：指单位时间内某医生接待不同诊断患者的人数，与患者平均费用、平均药品费用、平均检查费用各自的比值。此项指标的统计方法和意义类似于上述第（5）项衍生指标，但进一步细化到每位医生，可以更有针对性地评价每位医生在医疗运行中的诊治行为。

综上可见，完善的信息化平台，以及规范的结构化电子病历，可以大大提高诊断分析的效率，是进行科学诊断分析的"催化剂"。

（二）处方分析及其衍生指标

根据处方用药是诊疗行为最主要的组成部分之一，规范处方行为是规范诊疗行为的关键。

1. 处方数量

指单位时间内开立处方的数量，此指标是评价其他衍生指标的基础。

2. 超金额处方数量

为限制大额处方，可限制超过某金额（如 600 元）的单张处方为"超金额问题处方"，从而进行统计。

3. 超种类处方数量

为规范处方行为，可限制超过一定种类数量（如 5 种）的单张处方为"超种类问题处方"，从而进行统计。

4. 衍生指标

（1）科室（医生）问题处方占比：即单位时间内某科室（或某医生）超金额处方数量及超种类处方数量与同时段内处方总数的比值。此指标是评价该科室（或该医生）处方行为的基本量化依据。

（2）衍生指标：将前述"问题处方占比"细化分层（如超金额处方数量每增加 100 元为一个层次，或超种类处方数量每增加 1 种为一个层次），从而进一步评价该科室（或该医生）处方问题行为的严重程度。

（三）检查分析及其衍生指标

检查是诊疗行为的重要组成部分，没有完善、合理的检查就没有可靠的诊断或规范的治疗。

1. 基本数据

（1）检查人次：指某科室单位时间内有检查项目的患者人次数。

（2）检查项目数：指某科室单位时间内预约的全部检查项目数量。

（3）门诊（出院）人次：指相同时段内的门诊量（出院人次）。

2. 检查人次占比上述（1）与（2）项目的比值

此项指标可简要评价检查患者的基本规模。

3. 次均检查项目数上述（2）与（3）项目的比值

此项指标可简要评价患者检查的基本强度。

4. 最大/最小检查项目数

指单位时间内某患者预约的检查项目最大/最小的数量。此项指标结合第（3）项的数据，可进一步评价患者的检查强度。

5. 次均检查费用

指单位时间内检查总费用与上述（3）项数据的比值。此项指标可简要评价检查行为在医疗运行方面的效率，并侧面反映患者的相关费用负担。

6. 最大/最小检查费用

指单位时间内某患者预约检查花费的最大/最小金额。此项指标结合次均检查费用的数据，评价检查行为在医疗运行方面的效率及患者相关费用负担。

（四）关键诊疗行为规范性分析

临床诊疗行为纷繁复杂，规范化诊疗的注意事项颇多，但很多检查及治疗的规范行为之间具有相关性。依靠信息化系统可以对类似的相关性进行提炼，进而量化，为监测相关诊疗行为的规范性提供依据。

第五章　医疗质量管理

各级各类医疗机构是医疗质量管理的第一责任主体，保障医疗安全的核心工作是医疗质量控制，通过分析和掌握医疗质量控制的指标和意义，对全面加强医疗质量管理，持续改进医疗质量，保障医疗安全具有重要指导作用。

第一节　医疗质量管理概述

传统医疗质量管理是指在病案的基础上，通过检查或抽查纸版病历书写情况，或针对某一专项医疗监管活动，如输血专项检查、单病种专项检查等对医疗质量进行管理，具有局限性、片面性、间断性等问题。

数字化医院医疗质量管理是指在医院数字化建设理念的指导下，在医院计算机网络平台的基础上，通过各种信息系统应用软件，借助于现代计算机技术、数字医学技术、信息系统等手段，通过完善相关管理制度和医疗质量评价指标体系，实现涵盖医院医疗运行指标、诊断治疗质量、医技工作、药品管理、医院感染、卫生经济管理质量，以及对医疗服务的效率与效益、可及性与连续性、患者满意度等在内的全程医疗质量的监督与控制。

第二节　门急诊医疗质量管理

一、门急诊医疗质量考核指标

包括病历书写率、病历合格率、不合格病历份数、不合格处方张数、诊断书缺页数、预约挂号率、医生出诊情况、临床路径开展情况、会诊及时率等指标。考核的方式是电脑自动质控与人工质控相结合，管理部门以科室为单位，每月定期考核汇总、统计反馈，每季度形成门诊科室医疗质量量化评价表。考核标准是动态的，随着管理目标的变化适时调整。另外，对于指标反映出的质量缺陷，将根据质量缺陷的级别和分布，进行分周期、分级别、分范围、分形式反馈。指标的含义及计算公式：

（1）病历书写率 $= \dfrac{病历总数-空白病历数}{病历总数} \times 100\%$，反映医生接诊患者是否书写电子病历。

（2）病历合格率 $= \dfrac{病历总数-不合格病历数}{病历总数} \times 100\%$，反映医生电子病历书写是否完整等情况。

以上两指标属于电脑自动质控。

（3）不合格病历份数和不合格处方张数，属于人工抽查项目，反映医生病历书写的真正质量。

（4）诊断书缺页反映科室诊断书管理情况，判断是否存在假证明，杜绝开出"人情假"。

（5）预约挂号率 $= \dfrac{预约挂号总数}{挂号总数} \times 100\%$。医院鼓励医生接受网络预约，倡导患者改变传统的挂号方式，提前预约挂号，缓解挂号难的情况。

（6）医生出诊情况：医院采集医生接诊第一位患者的时间为其出诊时点，将其与规定的正常出诊时点以及当日首位患者的挂号时间进行双重比较，得出该医生的出诊评价。出诊纪律评价按迟到时间分为六级，即按时出诊、出诊缺陷、一级出诊事故、二级出诊事故、三级出诊事故以及未请假不出诊，医生出诊分值根据这六级分类经加权后相加得出。

（7）临床路径开展情况：其具体分值根据入路径患者数、完成路径患者数、开展路径病种数经加权后综合得来。通过临床路径来规范门急诊常见病的诊疗，降低患者门诊费用，指导下级医生规范接诊。

（8）会诊及时率：包括急会诊和常规会诊。急会诊要求 10 分钟内到达，普通会诊不超过 48 小时。

二、门急诊医疗质量管理的意义

医疗质量是医院的生命线，是决定医院成败的关键因素，是医院参与市场竞争的核心竞争力，关系患者的生命安全。做好门急诊医疗质量管理对提高医院的竞争力和管理水平，维护医院良好的形象和信誉，提高医务人员的工作效率，达到病人满意的效果，具有重要的意义和作用。

（一）提高门诊医疗文书质量和诊断水平

门急诊病历、知情同意书、诊断书等医疗文书的书写质量，反映了医生和医院的诊疗水平，不仅直接影响患者下一步的诊疗和诊断，而且也是重要的法律依据。提高门急诊医疗文书的书写质量，有利于提升医院的核心竞争力，同时也反映出医院的管理水平。

（二）树立良好的医务人员形象

医生准时出诊是保证门诊医疗秩序的重要前提，可减少患者非医疗等待时间，有助于维护医务人员在患者心目中的形象，影响患者对医院的忠诚度。

（三）减轻患者负担，缓解看病难看病贵

医院鼓励出诊医生接受预约，提高预约挂号率，方便患者挂号，使专家号不再一号难求。另外，处方检查有利于规范医生处方开具，减少甚至杜绝大处方的出现，减轻患者的经济和精神负担。

（四）提高医务人员工作效率

门急诊临床路径的考核管理，便于规范出诊医生，尤其是下级医生，按诊疗常规对病患进行处置。临床路径模板含有非收费性医嘱，有利于提醒医生交代患者注意事项及复诊要求等，提高医务人员工作效率，更容易得到患者的信任。

三、门急诊医疗质量管理实践

信息化是实现医疗质量网络控制的基础条件。门急诊质量控制模块包括门诊电子病历书写率监控程序、门诊电子病历查询程序、门诊电子病历手工质控查询程序、门诊电子病历缺陷汇总查询程序、门诊电子病历合格率统计程序、门诊处方查询程序、医生出诊纪律查询统计程序、临床路径查询统计程序等。开启网络质控管理的新模式后，医院门急诊医疗质量管理效率和水平显著提升，实现医疗质量由粗放式管理向专业化、精细化、科学化全程管理的转变。

以门诊电子病历缺陷汇总查询程序为例，在程序设计时给出缺陷判断条件，根据时间、科室等条件查询，随时导出缺陷病历，医生本人也可以在电子病历系统内查询到。但自动质控在内容质量监控方面，是通过"有"或"无"以及字数控制、内容是否重复等来实现的，计算机系统无法完成深度内容的质量控制。

第三节 住院医疗质量管理

一、住院医疗质量考核指标

通过检查核心制度执行、诊治常规、围术期安全、病历书写、合理用药等常见的病历质量缺陷以及各项住院患者医疗质量数据查询，包括住院患者抗菌药物使用率、抗菌药物使用强度、一类切口手术预防用药率、会诊制度执行及记录、交接班缺陷查询、三级医师查房记录、死亡病例讨论记录、疑难危重病例讨论、重症抢救记录等医疗质量管理指标，制定考核标准，进行病房医疗质量量化评价。

二、住院医疗质量管理方法和意义

（一）信息化的电子病历系统

可以有效解决目前大部分电子病历存在的数据共享和系统集成等制约性的问题，为临床提供完整、实时、跨部门的信息传输和信息共享便利。

（二）建立标准化、结构化的信息平台

（1）可为临床、教学、科研、管理、绩效考核等提供深度数据挖掘和应用。

（2）可以更好地提高工作效率和工作质量。

（3）可以实现智能预警、校验、判断、纠正、监管等。

（4）可以有效地杜绝医疗差错，降低医疗风险，保障医疗安全和医疗质量。

（5）实现以患者为中心的电子信息化服务理念，进而提高患者满意度。

三、住院医疗质量管理实践

（一）危急值管理

通过危急值自动预警及响应机制（手机短信、电脑反馈）、危急值启动处置评价体系，管理部门在质控监管后台可进行实时、全面的动态监督。

（二）智能医嘱

从医嘱下达到患者用药，实现全流程化、闭环管理。所有医嘱可实现实时查询、质控监管，必要医嘱存在提醒和预警。

（三）全结构化电子病历

基于国家卫生健康委关于电子病历书写规范的要求，提供智能输入电子病历版块，既保证病历书写要求的标准化，又可以提供检验及检查结果、医嘱、会诊等实时引用、片段引用、智能引用，可实现病危、病重、疑难、死亡等重点病历的实时监控，合理监管病历内涵质量。

（四）智能手麻系统

从患者术前核查、术前准备、麻醉管理到手术风险预警与风险评估，智能生成手术预约、手术资格审核、手术记录单、告知单、麻醉单，自动评估患者手术风险并进行质控统计分析。

第四节　自反馈式医疗质量管理

一、自反馈式管理的定义

系统内运行的责任人通过系统反馈信息，来控制和管理自己的行为；管理者通过监督与调整改变反馈时点与反馈力度，达到管理目的。

二、自反馈式医疗质量管理的意义

（1）利用电子病历中的基础数据和医疗行为过程形成反馈的节点。

（2）利用现代化网络技术反馈到责任人——医务人员，形成自我约束和管理。

（3）管理人员在可控制和选择的节点监控，调节反馈力度，形成良性循环。

（4）利用自反馈式管理机制，最大限度地使治疗的实施者管理自己的行为，最大限度保障医疗安全和医疗质量。

三、自反馈式医疗质量管理建立

（1）建立的基础：网络、软件系统、三网合一。

（2）建立的手段：短信平台、PDA。

（3）人文化平台：和谐环境的制造者、优质服务的提供者。

（4）电子病历与相关联信息形成底层数据，物联网终端形成信息触角，管理思维形成相关触发点，三网合一与短信平台完成反馈链，不断调整的机制形成螺旋式上升的发展轨迹，最终实现自反馈式管理系统。

四、自反馈式医疗质量管理实践

通过设立电子病历自动质控项目，每天凌晨开始对全部在院病历自动运行质量检查，包括基础病历书写质量和核心制度执行情况，形成缺陷报表，以短信和消息的形式，发送到各级经治医师手机，提醒和督促及时改进和纠正缺陷，达到基础医疗质量持续改进的目的。

第六章　医院感染管理

随着呼吸机、血液透析、脏器移植、辅助生殖等先进诊疗技术与设备广泛应用，高危侵入性操作不断增加，人类挽救生命的能力得到极大提升。与此同时，侵入性操作破坏人体自然免疫屏障，贯穿全生命周期的各年龄段人群中，疑难重症增加，加上免疫抑制剂应用等，使感染高危人群增加；抗菌药物滥用造成全球范围内"超级细菌"感染，暴发压力日趋严重，暴发事件频出；严重威胁人类健康的各种新发传染病不断肆虐；原有的艾滋病、病毒性肝炎、梅毒等感染人群规模变大，人群中感染源增加。面对如此严峻的挑战，人类可利用的有效资源有限；相对于医学新技术应用，消毒灭菌技术与设备的发展总是相对滞后；新的抗菌药物的研发速度总是远远落后于新的耐药菌产生，医院感染管理面临着前所未有的严峻挑战。世界上没有任何一个国家、地区已经彻底解决了医院感染问题。

第一节　医院感染管理概述

无论是发达国家还是发展中国家，医院感染已成为影响患者安全、增加医疗费用、阻碍医疗高新技术开展的重要原因之一。我国医院感染近年监测数据显示，医院感染发生率在5%左右，相对于我国巨大的就诊人群，医疗负担沉重。

一、医院感染管理起源

医院感染伴随着现代医学发展产物——医院的出现而出现。西方有组织的医院感染控制活动可追溯至 170 年前，大批在维也纳妇产医院分娩的产妇因感染产褥热死亡，医院被称为"产妇死亡之门"。匈牙利籍医生伊格纳茨·菲利普·塞麦尔维斯（Ignaz Philipp Semmelweis）调查后，采用接产前石灰水洗手的措施，有效降低产褥热发生的概率，拯救了大批产妇生命。

我国有组织地开展医院感染管理活动起步于 1986 年，其发展是不断地从惨痛的医院感染暴发事件中汲取经验教训的过程。全国多地多次血液透析丙肝暴发事件、新生儿医院感染与死亡事件、手术部位感染暴发等，严重威胁患者的安全，暴露了医疗卫生机构及医务人员感染防控意识淡薄、违法违规操作、诊疗器具使用不规范、行政监管与行业指导不力或缺失等个案与系统问题。

二、医院感染暴发事件加速推进医院感染防控体系建设与完善

医院感染暴发事件以生命和健康为代价，让全社会对医院感染管理重要性有了全新的认识，极大地推动了医院感染管理体系建设与完善。中国医院感染管理正迈向以责任为导向的医院感染防控体系法治建设新征程。

《医院感染管理办法》明确了医院感染管理相关定义、活动内容与组织形式。医院感染是指住院病人在医院内获得的感染，包括在住院期间发生的感染和在医院内获得出院后发生的感染，但不包括入院前已经开始或入院时已处于潜伏期的感染。医源性感染是指在医学服务中，因病原体传播引起的感染。医院感染暴发是指在医疗机构或其科室中，短时间内发生 3 例以上同种同源感染，必须在规定时限内报告。医院感染管理内涵既包括医院感染也

包括医源性感染，医院工作人员在医院内获得的感染也属医院感染。

目前 WHO、美国疾病预防控制中心等权威机构用广义的"医疗保健相关感染"替代原来"医院感染"的概念，管理对象由原来的住院患者扩大到门诊、采供血机构及其他医疗卫生机构中所有接受医疗卫生服务的患者、探视者以及提供服务的医务人员等各类人群。

三、医院感染管理活动与要求

医院感染管理是各级卫生计生行政部门、医疗机构及医务人员针对诊疗活动中存在的医院感染、医源性感染及相关的危险因素进行的预防、诊断和控制活动。从定义可以看出，我国医院感染管理的主体包括各级卫生计生行政部门、医疗机构及医务人员。

医院感染管理质量是医疗质量的重要组成部分，医疗机构应落实《医疗质量管理办法》要求，加强医院感染管理，严格执行消毒隔离、手卫生、抗菌药物合理使用和医院感染监测等规定，建立医院感染的风险监测、预警以及多部门协同干预机制，开展医院感染防控知识培训和教育，严格执行医院感染暴发报告制度。切忌心存侥幸，认为医院感染暴发、曝光、追责等是小概率事件，忽视医院感染管理体系建设、不履责，切忌防控措施不落实，只重视追求经济效益，却看不见医院感染潜在风险。

医院感染虽不可能被彻底消灭，但通过推进循证感控措施的落实，可有效降低医院感染的发生。

第二节　医院感染管理组织体系

依法建立职责明确的医院感染管理组织体系，是医院感染管理的底线和基础。反思历次医院感染暴发事件，多与医院感染管理组织体系不完善有关：医院或未依法建立相应组织；或虽有相应组织，但职责不明确，责任不落实；或缺少外部监督和业务指导，不能及时纠正违法行为，导致感染暴发。《中华人民共和国传染病防治法》《医院感染管理办法》从法律和规章层面明确了医院感染管理在组织体系建设、开展预防与控制活动、人员培训、监督管理等方面必须达到的最低标准。2016 年，经原国家卫生计生委主任会议讨论通过的《医疗质量管理办法》（第 10 号）进一步明确了我国医疗质量体系的建设框架：在国家层面，建立国家医院感染质量管理与控制制度；医疗机构是医疗质量管理的责任主体；各级卫生计生行政部门负有监管责任；医疗机构及其医务人员应承担责任区域内医院感染防控法定责任与义务。医院感染管理作为医疗质量的重要组成部分，应切实完善组织体系建设，开展科学化、精细化、同质化的医院感染管理活动，持续提升医院感染管理质量，有效预防和控制医院感染的发生。

从医院感染管理活动的主体看，医院感染管理组织体系既包括医疗机构外部的行政监管与业务指导体系建设，也包括医疗机构内部组织体系建设。

一、医院感染管理外部行政监管与业务指导体系建设

国家卫生健康委员会负责全国的医院感染监督管理工作，县级以上卫生计生行政部门负责本行政区域内医院感染的监督管理工作；各级卫生计生行政部门依托专业组织，开展医院感染质量管控工作。

国家卫生健康委员会成立国家级医院感染预防与控制专家组，组织或委托专业机构制订国家层面的医院感染管理相关制度、规范、标准和指南，负责对全国医院感染防控工作、重大感染事件进行调查和业务指导，对全国医院感染发生状况及危险因素进行调查、分析等。省级卫生计生行政部门负责成立省级医院感染预防与控制专家组，负责本地区医院感染预防与控制工作。医疗机构应依法接受卫生计生等行政部门的监督管理及专业机构、行业组织等的业务指导。

二、医疗机构应依法建立职责明确的医院感染管理三级组织体系

医疗机构应依法建立医院感染管理委员会、医院感染管理部门（或专兼职管理人员）和科室医院感染管理小组。依照《医院感染管理办法》要求建立医院感染管理责任制，制定并过培训、行政监督、业务指导等手段，持续改进医院感染管理质量。

（一）院级医院感染管理组织：医院感染管理委员会

1. 医院感染管理委员会组成

医疗机构是医院感染管理的第一责任主体，医疗机构主要负责人是医院感染管理的第一责任人。以责任为导向的医院感染管理体系建设，要求医院感染管理委员会的主任委员由医院主要领导担任，委员由医务、护理、医院感染管理、临床科室、消毒供应室、手术室、临床检验、药事管理、设备管理、后勤管理及其他相关部门的主要负责人组成；明确各组成部门在医院感染管理中的职责，在各自管理权限内协调组织、督导落实各环节感染风险的防控。

2. 医院感染管理委员会的地位与作用

医院感染管理委员会作为医院内最高医院感染管理组织，负责本院医院感染管理的全面领导与顶层设计。医院感染风险管理内涵极其丰富，外延涉及的人群与环节众多，无论是常被忽视的环境感染风险防控、还是诊疗器具感染风险防控以及多重耐药感染风险防控等，都需要多学科、多部门紧密配合。多学科、多部门分工协作贯穿于医院感染管理的全过程，医院感染管理委员会在此过程中发挥着重要的领导、协调、监督等职能。

多重耐药菌感染风险防控是三级综合医院评审的核心条款，作为"保证医院医疗质量与患者安全的最基本、最常用、最易做到、必须做好的"评价指标，要求医院感染管理委员会协调建立由临床、检验、感染管理、药学等部门共同参与的多重耐药菌感染风险防控联动机制，明确职责分工，定期召开联席会议，推进落实。临床应保证合理用药，从源头减少耐药菌产生，对有适应证的高危人群进行主动筛查（采集合格的微生物标本送检），及时诊断、报告，同时对多重耐药菌定植/感染患者实施接触隔离预防措施，及时救治，降低健康损害；检验部门应及时、规范地进行检验、报告、预警，定期发布病原体耐药信息；医务与药学部门制定抗菌药物分级使用管理制度，提供合理用药监测、培训与指导；医院感染管理部门协调落实各项隔离防控措施，定期督导反馈。

3. 医院感染管理委员会依法履职

医院感染管理委员会应依照《医院感染管理办法》等要求，制定医院感染防控制度、医院感染诊断标准并监督实施；审核本医院建筑设计、重点科室建设的基本标准、基本设施和工作流程；研究并确定医院感染管理工作计划，对计划实施进行考核评价；研究并确定医院感染重点部门、重点环节、重点流程、危险因素以及采取的干预措施，明确各有关部门、人员责任；研究并制定医院感染暴发及新发不明感染/传染性疾病应急预案；配合药事管理委员会提出抗菌药物合理使用指导意见；建立会议制度，定期研究、协调和解决医院感染管理重点、难点问题。

（二）医院感染管理部门（或）专兼职管理人员

《医院感染管理办法》要求住院床位总数在100张以上的医院应当设立医院感染管理委员会和独立的医院感染管理部门；住院床位总数在100张以下的医院应当指定分管医院感染管理的部门或专（兼）职人员，作为医院内部的行政监督与业务指导部门，负责本院医院感染管理行政监督和业务指导。

专兼职医院感染管理人员的数量原则上至少每250张开放床位配备1名专职人员，专职人员应有医院感染岗位培训证书，每年参加医院感染管理及相关学科知识培训，能够开展符合要求的医院感染监测、预防与控制等管理活动。

（三）科室医院感染管理小组

二级以上医疗机构的临床科室以及药学、护理、医技等业务科室应当成立科室医院感染管理小组，组长由科室第一责任人即主要负责人担任，指定专人负责科室医院感染管理工作。其职责为：贯彻执行医院感染管理相关的法律、规范和制度；制订本科室医院感染管理年度实施方案、质量持续改进计划并组织实施；定期分析、评估，不断改进，对本科室医务人员进行相关法律、法规、规章制度、技术规范、标准、诊疗常规及指南等的培训和宣传教育；按照有关要求报送本科室医院感染相关信息等。

国际权威机构推荐的科室感染防控联络医生和（或）感控专科护士体系

建设在我国刚刚起步。在临床科室以及药学、护理、医技等业务科室中选拔具有一定工作经验和管理能力的医生、护士进行感染防控知识与技能等系统培训，使之成为科室感染防控骨干，加强医院感染管理部门与科室的沟通联络，有利于前移医院感染防控关口，有利于早发现医院感染风险以及结合科室特点尽早采取感染防控措施，有利于培育"人人参与、共迎挑战"的感染防控文化。科室感染防控联络体系的建立与完善为开展手卫生依从性监测、医院感染目标性监测并获取真实的数据提供了更大的可能性，将在我国医院感染防控管理中发挥越来越大的积极作用。

第三节　医院感染风险系统评价

医院感染风险是医院感染发生的可能性、脆弱性以及潜在不良后果等要素的组合。暴露于感染风险中的人群特征、诊疗活动、环境、医院科室及个体对感染风险的承受能力、应对能力以及复杂的相互作用，使医院感染风险呈现复杂性与不确定性。医院感染风险管理运用系统、科学的方法对医院感染风险进行识别、分析和评价，确定降低和控制感染风险的措施及其优先级别，实现最小投入、最大化的安全保障。开展医院感染风险系统评价活动，应建立以任务为导向的医院感染管理团队与专家团队，运用系统、科学的风险评价方法与管理工具，提升医院感染风险管理能力。

医院感染风险防控基本策略是切断感染链，即控制感染源、切断传播途径、保护易感人群。防止感染源通过空气、飞沫或接触等途径传播给易感人群而发生感染传播。人或动物的血液、体液、分泌物、排泄物以及被其污染的环境、诊疗器具、手、被服等都具有潜在的感染风险。感染源头风险早期识别、分析、评估，尽早采取隔离防控措施，可有效降低感染传播机会，提升医院感染风险防控效率与效果。

一、就诊者感染风险评价与隔离预防

隔离是采用各种方法、技术，防止病原体由患者或携带者传播给他人的措施。根据国内外隔离技术发展及可利用资源情况，可将就诊者感染风险分为五种不同情况，需要采取相应的隔离防护措施，避免过度防护造成资源浪费，或防护不足增加感染风险。

（一）标准预防

标准预防是医院感染隔离防护最基本的原则，针对所有就诊者实施，无论就诊者是否已经有感染性疾病诊断。标准预防的基本假设是所有就诊者的血液、体液、分泌物、排泄物、非完整皮肤和黏膜均可能含有感染性因子，无论是否已经有感染性疾病诊断，任何人有可能接触上述物质/介质时均需进行防护。基于基本假设，标准预防的主要防护对象是具有潜在感染风险的人或动物血液、体液、分泌物和排泄物；主要防护措施包括在诊疗活动、护理、清洁等活动中，穿戴合适的防护用品（手套、隔离衣、口罩、护目镜或防护面屏等），对可能暴露的人群（医务人员、患者及其家属等）的预期暴露部位（手、面部以及身体的皮肤与黏膜等）进行防护；严格执行手卫生、安全注射，及时正确处理锐器，及时清洁、处理污染的环境、物品与器械等。

标准预防基本防控措施主要包括以下内容。

1. 手部防护

手既可实施最有效的防护，亦可因防护措施执行不当造成最大范围的感染或污染的播散。正确的手部防护是戴手套，手部皮肤有破损者推荐戴双层手套。操作完毕，脱去手套后立即洗手或手消毒，只有在手卫生之后双手方可触及其他区域。避免防护误区，戴手套不能代替洗手，因血液、体液等潜在感染源可透过破损的手套污染手部，而这种破损往往难以及时发现，容易导致感染传播。

2. 面部及黏膜防护

预判暴露风险，选择佩戴手套、防渗透口罩、防护眼镜、防护面屏等防护用品。

3. 身体防护

穿戴防渗透隔离衣或围裙，根据防护需要戴鞋套或穿防护鞋或防水靴等。

4. 防锐器伤

锐器伤是医务人员职业暴露中最常见、最直接、危害最大的职业暴露方式，应采用正确、有效的防护技术。使用安全注射用具，正确处理锐器。产生的锐器直接放入锐器盒或进行安全处置，禁止用手直接接触使用后的锐器，禁止双手将使用后的一次性针头重新套上针头帽，采用免用手技术进行锐器交接（设立锐器交接中立区、锐器处理辅助装置等）；诊疗操作环境安全，光线充足，对不能主动配合者实施限制性保护等。

5. 呼吸道等黏膜保护

按照分级防护的原则，根据诊疗操作风险进行分级防护。容易产生气溶胶的操作，如近距离进行气管插管、开放式吸痰等，应在戴医用乳胶手套、医用防护口罩的基础上，戴护目镜或防护面屏，穿防渗透防护服；有条件的医院，可选用密闭式吸痰装置以降低环境、操作者及其他患者的暴露机会，间接降低暴露风险。

6. 环境风险去除

依据环境风险分级及动态变化情况，及时、彻底清除环境中血液、体液等污染物。

(二) 预防性隔离

对特殊感染高危患者实施的预防性隔离,如单间隔离、专用诊疗器具等接触隔离预防措施。不同规范对特殊感染的界定不同,实践中常见的几种情况包括:由下级医院转入的多重耐药菌感染或定植高危患者,转入前长期使用抗菌药物但治疗效果不佳,或原来所在医院无法进行多重耐药菌检测,耐药情况不明;外院转入、感染情况不明的新生儿等感染高危人群;患有慢性病、反复住院患者等。

(三) 流感样症状隔离

对有流感样症状者实施早期呼吸道卫生隔离防护措施,对于防控流感等呼吸道传染病具有重要意义。主要适用于就诊时有发热及咽痛、咳嗽、鼻塞、流涕或呼吸道分泌物增多等症状,尚未做出可传播呼吸道疾病诊断的患者及其陪护者。隔离防护措施包括佩戴外科口罩,接触呼吸道分泌物后洗手或手消毒;在可能的情况下,候诊区内人与人相互距离保持 1m 及以上距离;医务人员对其进行检查时应戴外科口罩,严格执行手卫生,及时进行环境清洁等。对有流感样症状者实施早期呼吸道隔离可有效降低呼吸道传染病及感染性疾病的传播风险。

世界各国越来越重视人群良好公共卫生习惯的培养,提出"呼吸道卫生""咳嗽礼仪"等防控概念,即每个人在出现发热、咳嗽或打喷嚏等流感样症状时,应该用纸巾盖住口鼻,用后立即弃置;没有或来不及准备纸巾时,应用肘部而非用手遮挡口鼻,肘内侧可接触到的空间明显小于手的可接触空间,通过遮挡减少飞沫播散的数量,缩小播散的范围,肘部衣物应尽快进行卫生处置。

（四）基于传播途径的隔离预防

已明确感染诊断及感染传播方式者，应按照《医院隔离技术规范》（WS/T311—2009）等要求，根据疾病传播方式（经空气传播、飞沫传播和接触传播）分别采取空气隔离预防措施、飞沫隔离预防措施和接触隔离预防措施。有多种传播途径的感染性疾病应联合应用多种隔离预防措施，强调就诊者与医者间的双向防护。

（五）原因不明重大传染病隔离预防

判定为感染风险高、对人群健康可能产生重大威胁和影响的原因不明或传播途径不明确的传染病，应按照可能传播途径中要求最为严格的隔离预防控制措施执行。隔离预防中，空气隔离预防要求最高、防护措施最严格。已经明确的经空气传播的疾病有水痘、麻疹和结核，近年来新发的呼吸道传染病，在实际防控中均依照经空气传播疾病进行隔离防控。在标准预防基础上，实施单间隔离，对病人所在隔离单间的空气流向进行控制。有负压房间的可安置患者于负压房间内，空气流向要求由走廊流向病室，病室内空气经净化或消毒后才能排放，净化或过滤器具要进行有效的清洗消毒；不具备负压排风装置的，要求关门、开窗，加强对外通风。房间内有空调时应单体空调机组一对一控制，防止病原体通过集中空调通风系统发生感染播散；情况紧急、没有符合要求的房间时，在病人进入病室前，应关闭集中通风系统，封闭回风口。病人搬离后应对控制该病室的通风机组及过滤装置进行彻底清洗、消毒。

二、环境感染风险评价与防控

清洁是医院感染防控的前提和基础，遗憾的是人们对医院环境感染风险的认识普遍偏低。研究显示，医院环境日常清洁不彻底，在环境表面长时间存活的病原体难以被彻底清除。医院感染暴发与环境中病原微生物污染存在相关性，改善环境清洁状况可减少医院感染的发生，甚至终止感染的暴发。环境清洁是医院感染防控的前提和基础，低成本的有效清洁可有效降低医院感染的发生概率。国际感染性疾病学会（International Society for Infectious Diseases，ISID）于2014年颁布的《医院感染控制指南》（*A Guide to Infection Control in the Hospital*）指出医院环境是各种病原体的储存库；病原体在环境中可存活数月或更长时间；病原体可通过直接接触传播或通过污染的手、器具、环境等进行间接接触传播；新入住病人很可能获得与之前病人相同的感染，如耐药鲍曼不动杆菌、耐万古霉素肠球菌，甚至艰难梭菌等严重感染。

（一）医院环境感染风险分级与防控

《医疗机构环境表面清洁与消毒管理规范》（WS/T 512—2016）将医院环境分为高度、中度、低度三个环境污染风险等级。

1. 低度风险区域

主要包括行政管理部门、图书馆、会议室、病案室等基本没有患者或患者只做短暂停留的区域。

2. 中度风险区域

指有普通患者居住，患者体液、血液、排泄物、分泌物对环境表面存在潜在污染的区域，如普通住院病房、门诊科室、功能检查室等。

3. 高度风险区域

指有感染或定植患者居住及对高危易感者实施保护性隔离的区域，如感染性疾病科、手术室、产房、重症监护病区、移植病房、烧伤病区、早产儿病房等。

环境污染风险等级是动态变化的，一旦被血液、体液等污染或进行气管插管、吸痰等高风险诊疗操作后，应视为高风险区域，诊疗操作结束后立即进行有效的清洁消毒。低度风险区域应每天湿式清洁 1~2 次；中度风险区域应每天 2 次湿式清洁，必要时辅以清洁剂；高度风险区域应在清洁基础上，对高频接触表面每天进行 2 次消毒，有污染即时清洁消毒以及终末彻底消毒。各区域环境质量要求：干净、干燥、无尘、无污垢、无碎屑、无异味，卫生质量应符合《医院消毒卫生标准》（GB 15982—2012）要求。

（二）清洁工具使用与有效性评价

1. 正确选用清洁用具

清洁用具本身脏污、用后清洗消毒不彻底，不但达不到清洁目的，反而会增加感染传播风险。在不同区域或床单位间进行清洁操作时应更换布巾；重复使用的布巾、地巾或拖布等清洁用具用后应彻底清洁、消毒，干燥后备用；拖布头应可拆卸，有集中清洗、消毒、干燥等设施设备，不同区域（治疗室、病室、厕所等）使用的拖布应分机清洗。

2. 提高清洁效率与效果

多数医院缺少有效的环境清洁消毒用具和高效终末消毒设备。欧美发达国家普遍使用的一次性清洁消毒湿巾以及近年迅速推广使用的高效终末消毒设备（高效紫外线消毒器、非接触式过氧化氢喷雾消毒器、床单位整体消毒设备等），因价格、使用与维护费用高、耗时长等原因，在国内的使用极其有限。目前多数医院仍普遍使用复用的清洁消毒布巾（抹布），清洗消毒效果难以保证，环境清洁依从性低、效率低、效果差等问题普遍存在。医院应结合医院感染的发生情况，先行在感染重点科室或部门进行不同清洁用具间的清洁效果、感染发生率、人力成本、空间占用成本等多方面综合成效评价，选择有效的清洁用品，改善环境清洁状况，降低环境感染风险。

相关管理者、医务人员、保洁人员对环境感染风险认识不足，正确配置和使用清洁消毒用具、规范执行清洁消毒工作流程等知识欠缺，加上物业保洁人员频繁更换，都阻碍了环境清洁消毒的有效落实。医院应加强培训，对医院感染高风险重点科室和部门的卫生保洁人员给予政策、待遇上的倾斜，稳定保洁人员队伍。对于引进社会化保洁服务的医院应在合同中明确相关要求。

（三）配置易于清洁的诊疗设施提高清洁消毒效果

经常接触的诊疗设施，如病床、床头桌、床旁柜、治疗车、处置台、门把手等，在满足诊疗功能基础上，表面材质应光滑、设计上无死角，使之易于清洁；电脑键盘宜覆盖保护膜或全封闭可水洗，每天清洁消毒 1~2 次；没有床单位整体消毒设备设施的医院，应选用防血污渗透、可进行表面擦拭、透气且可清洗的床垫外罩，在考虑患者舒适的同时，满足床单彻底终末消毒的需要。

三、多重耐药感染风险防控能力评价

2013 年美国疾病控制与预防中心首次将 18 种耐药菌威胁分为"紧急"、"严重"和"值得关注"三个等级，艰难梭菌、耐碳青霉烯类肠杆菌、科细菌和耐药淋病奈瑟氏菌被列入最严重的"紧急"威胁等级。我国多数医院对这些最高威胁等级的病原体的识别、检测能力低下，如艰难梭菌毒素与核酸检测、碳青霉烯酶检测等；医务人员及相关管理者对其威胁等级判定意识不强，判定能力较低；针对"超级耐药"的单间隔离等防控资源有限，尤其是大医院，不能及时有效隔离的现象比较普遍；日常清洁与终末消毒不彻底等。多重耐药菌感染/定植的识别、感染风险分析、应对等各环节能力亟待提高，诸多问题应引起足够重视。

四、医疗器械感染风险评价与防控

随着医疗技术的迅猛发展，器械相关的医院感染防控在医院感染风险管理中占有越来越重要的位置。我国将呼吸机相关肺炎、血管内置管相关血流感染、留置尿管相关的尿路感染、手术部位感染监测作为三级综合医院评审核心指标进行评价。器械感染风险防控应在设备购入阶段启动，保证设备日常维护、按需维护所需的耗材、人员等满足感染风险管理的需要。

（一）医疗器械感染风险的防控应在购入阶段启动

医疗器械相关感染的发生看似在临床，而有效的器械相关感染风险防控应起步于器械购入阶段。近年来，因呼吸机内部管路清洁维护不及时引发的呼吸机相关肺炎的报道逐年增加。2012 年，原卫生部发布《呼吸机临床应用》（WS392）规定呼吸机内置回路应按厂商要求由工程师定期保养维护，定期更换呼吸机皮囊、皮垫、细菌过滤器等；呼吸机主机或空气压缩机的空气过滤网需定期清洁，以防灰尘堆积和细菌繁殖。虽有《呼吸机临床应用》等原卫生部强制性标准规定，但在执行过程中，常因耗材、维护工程师不到位等原因而无法落实。其他设备如空气消毒机、新生儿暖箱、雾化治疗空气压缩等的空气滤过装置等均要求定期维护，执行中存在同样的问题，成为器械相关感染的严重隐患。

在设备招标采购过程中，医院内的招标管理部门应按照国务院《医疗器械监督管理条例》要求，与厂商落实器械使用说明中规定的维护周期、维护内容，要求厂商及时提供清洁维护所需耗材，指定专人（厂商工程师或本院工程技术人员）定期或按需（如开放性肺结核病人使用后）对器械内部进行彻底清洁维护。为保证清洁消毒与维护质量，可要求厂商提供医疗器械清洁消毒等维护标准流程，作为招标文件的一部分，以利于按照标准评估清洁消毒与维护质量，不但会大大降低后续采购成本，更保证了维护、保养的及时性与有效性。

（二）医疗器械感染风险分级与感染防控

我国 2012 年颁布的《医疗机构消毒技术规范》（WS/T367）根据医疗器械污染后使用所致感染的危险性大小及使用前消毒或灭菌要求的不同，采纳斯伯尔丁分类方法，将医疗器械分为三类：高度危险性物品、中度危险性物品和低度危险性物品。医院应落实医疗器械感染风险防控原则要求：进入人体无菌组织、器官、腔隙或接触人体破损皮肤、破损黏膜、组织的高度危险性物品应进行灭菌（杀灭或清除一切微生物包括细菌芽孢）；接触完整皮肤、完整黏膜的中低度危险物品应进行消毒（杀灭或清除病原微生物使其达到无害化）。一次性物品应做到一次性使用。

五、医院建筑感染风险评价与控制

（一）医院总体建筑设计与卫生要求

综合医院、传染病医院/病区、医院洁净手术部的建筑设计应依照国家强制性标准，如《综合医院建筑设计规范》（GB 51039—2014）、《传染病医院建筑设计规范》（GB 50849—2014）、《医院洁净手术部建筑技术规范》（GB 50333—2013）等要求进行设计和建设，满足医疗服务功能需要，符合安全卫生、经济适用、节能环保等基本原则。合理的建筑布局与流程要求人流与物流分开，洁污分开，不交叉、不逆行，保证诊疗活动以最短路径，高效、安全地完成；医疗区域、医疗辅助区域与污物处理区域应相对独立；ICU 床单元使用面积不少于 15m²，床间距大于 1m，ICU 内至少配备一个单间病室且使用面积不少于 18m²，应设抢救设备等清洁消毒与存放专用区域。竣工后应由有资质的第三方对工程进行综合验收。医院中央空调系统运行应依照《医院中央空调系统运行管理》（WS 488—2016）等执行。医院卫生质量应符合《医院消毒卫生标准》（GB 15982—2012）要求。

（二）医院新建、改扩建施工期间医院感染风险防控

真菌广泛存在于土壤、空气、水中。医院新建、改扩建项目施工过程中扬尘容易引发感染高危人群（如血液干细胞移植患者、免疫抑制剂使用者、烧伤患者以及新生儿等）发生致死性真菌感染。高危易感者所在病室不允许放置鲜花以及带土的植物。美国建筑研究院于 2001 年发布的《医疗卫生机构设计与建设指南》将不同施工类型的感染风险分为四个等级：I 级、II 级、III 级和 IV 级，在施工期间以及工程验收阶段应采取相应的感染风险防控措施。

Ⅰ级感染风险的施工只涉及表面性、非破坏性、小面积的检查，如移开一块没有灰尘集聚的天花板等。施工中应尽量减少扬尘污染，移动的天花板应尽快复位，施工结束后立即清理施工区域；对于预期会产生扬尘的Ⅱ级以上感染风险的施工，施工过程中应针对施工影响范围积极采取防止扬尘措施，开凿等作业应湿化施工表面，施工区域内用胶带密封不使用的门，阻断并密封所有送风口、回风口，施工区域进出口放黏性脚垫，隔离/关闭与施工区域连接的空气处理系统；预期会产生中量至大量灰尘的Ⅲ级及以上感染风险的施工，开工前应设置必要的隔离设施，如用石膏板、胶合板、塑胶薄膜等密封隔离施工区域或设置缓冲间，所有人员通过时需满足更衣等卫生通过标准，进入人员穿鞋套，每次进出时更换；建筑垃圾应放入密封容器，容器离开施工地点前用湿巾擦拭其表面或用真空吸尘器清理容器表面；施工结束后应用消毒剂彻底擦拭施工区域表面，并由医院安全管理部门及医院感染管理部门验收，开启空气处理系统等。

第四节　医院感染管理信息化建设

医院感染管理信息化建设是围绕医院感染风险前瞻性早期识别、感染风险分析、主动预警、早期干预等核心管理功能进行软件设计开发的过程。设计良好的医院感染管理信息化系统可极大提升医院感染风险识别效率，通过对感染危险因素、流行特征等进行描述、分析和预测，提升感染防控措施的靶向性，提高管理效率和效果。

一、医院感染管理信息化开发建设

医院已开发建立的信息化系统是医院感染管理信息化建设的基础。医院感染管理信息化建设需要提取现有系统中覆盖患者诊疗全程的原始数据（源数据），对原始数据进行二次加工处理后，实现医院感染风险识别、预警、感染高风险诊疗行为监控干预（器械使用密度及其相关感染）等管理功能。某一特定医院现有的信息化系统原始数据是否能够覆盖患者诊疗全程、是否满足医院感染诊断结构化逻辑判定需要以及感染危险因素监控需要等决定了该院医院感染信息化决策管理的有效范围；此外，医院感染管理者的视野和管理理念决定了医院感染信息化开发的路径、流程与最终管理效能。对于购入商品化的、"现成的"医院感染管理信息化系统，不同医院实际可实现的医院感染管理功能占其设计功能的比例会有很大的差别。医院感染管理信息化管理功能的开发需要不断发展完善。

二、医院感染个案预警与暴发预警功能设计基本路线

依照我国现行的医院感染诊断标准，将医院感染诊断标准进行结构化分解，从现有的信息化系统中提取感染诊断必需的相关信息，如病程中的流行病学信息、生命体征、临床表现、化验检查、微生物培养、影像学检查、侵入性操作（机械通气、气管插管、留置导尿、血管内置管等）、手术及主要过程参数（切口分类、手术时间、病人基础疾病状态评分、出血量等）、新生儿出生体重、抗菌药物使用、转科与出院等信息，对上述源数据中具有诊断意义的关键字段（发热、腹泻、白细胞增加等等）进行标记、提取，按照医院感染诊断的逻辑化判定规则，对提取信息进行"和""或"分层逻辑判定，对符合医院感染诊断标准的病例进行预警，即实现疑似医院感染病例个案主动预警；将个案预警病例与时间、病人所在病房（空间）进行关联，实现感染暴发初步预警。医院感染管理信息化发展水平既依赖于医院现有信息化发展水平，也取决于医院感染管理人员对医院现有数据功能的开发能力。

源数据对患者诊疗过程的覆盖程度、可提取程度、标准化程度（如不可提取的嘱托医嘱所占比例等）等将直接影响医院感染信息化的预警能力与管理能力。感染性疾病诊断所需的流行病学证据、临床表现、生化与辅助检查、微生物培养等信息应该能在已建立的信息化系统中进行多源、按需提取；医院感染管理人员与数据开发人员、医务人员等密切合作，按照管理需求对数据进行多级、分层判定预警，不断提升信息化预警能力与管理能力。

信息化医院感染预警系统正式启用前，应对预警数据的灵敏性与准确性进行系统测试。为验证预警数据在不同学科专业中的灵敏性与准确性，建议以二级学科为单位，指派医院感染管理专职人员分别选择内科、外科、妇产科、儿科、重症监护系统等有代表性的科室进行为期 3~6 个月的测试。测试期内，将人工监测目标科室的全部病例结果与信息化预警病例进行比对，分析数据差异及其产生原因，及时调整信息提取与预警规则，使之同时满足医院感染风险信息化、预警灵敏性与准确性的要求。

三、医院感染管理信息化系统模块功能设计

医院感染管理信息化可依照《三级综合医院评审标准实施细则》（国卫医发〔2020〕26 号）、《医院感染监测规范》（WS/T 312—2009）等要求的管理功能设计不同的管理模块，如基于手术风险分级的手术部位感染监测模块、新生儿医院感染监测模块、多重耐药菌监测模块、器械相关感染监测模块、职业暴露监测模块、环境卫生学监测模块、手卫生监测模块、医院感染质量管理模块等；依照国家医院感染管理质量控制中心发布的《医院感染管理质量控制指标》（国卫办医函〔2015〕252 号），同时借鉴发达国家成熟的医院感染监测经验，对监测数据进行流行趋势描述与分析统计；设置不同的功能按钮，使信息化管理流程合理、畅通。

以基于手术风险分级的手术部位感染监测模块建设为例，手术不同，感染的风险不同。美国等发达国家建立了手术感染风险分级标准及具有相同感染风险指数的手术部位感染风险比较体系。美国国家医疗安全网将手术时间、切口污染程度、手术病人基础疾病情况（ASA评分）分别赋分，所得分数相加后得出不同的手术感染风险指数，分为0~3四个风险等级，分数越高，感染危险越大。从麻醉单、手术记录单等提取上述相关信息，后台自动赋值、合并计算，实现手术感染风险分级和对应手术部位感染率的计算与比较。

四、医院感染管理信息化开发不同阶段实现的管理功能

完善的电子病历系统经过授权，感染管理者实现在院电子病历信息在线查询，与传统的现场手工病历查询方式相比，提高了病历查询的可及性与查询效率；信息化管理功能的开发可实现对全部住院患者的前瞻性监测，与传统手工抽检10%住院病例相比，信息化监测的有效范围明显扩大；随着医院感染管理信息化水平的不断提升，可实现感染预警信息集成显示，源信息自动链接，大大提高了感染监测的效率；侵入性操作、器械使用密度、抗菌药物应用、微生物培养等信息实时监控、查询，主动预警、定期汇总分析，早期预防性干预可极大提升医院感染风险早期、靶向防控能力；将医院感染个案预警信息进行空间、人群、时间的多维度关联，预测医院感染病例聚集与暴发趋势，提升感染暴发预判能力，尽早防控，最大限度地降低感染影响，减少损失。

五、消毒供应中心全程质量追溯信息化系统闭环管理

消毒供应中心是医院内承担各科室所有重复使用诊疗器械、器具和物品清洗、消毒、灭菌以及无菌物品供应的部门。我国强制性卫生行业标准要求

消毒供应中心建立质量管理追溯制度，完善建立清洗、消毒、灭菌及其效果监测等，全程进行关键质量参数记录，实现物流管理全程信息化，实现人员、设备等信息化运行管理功能与信息化质量追溯功能。

对于服务于数千张床位、数万例次手术的大型消毒供应中心来说，依靠传统的手工管理模式完成品类复杂的器械再处理，关键质量过程动态观察与追溯已经成为几乎不可能完成的任务。开发、建设高效的物流全程管理与器械再处理质量追溯信息化系统势在必行。高度危险性物品，如（外来）手术器械、植入物等处理不当将引发严重的医院感染不良事件，质量追溯与物流全程信息化系统的建立，对于及时召回不合格灭菌物品、尽快排查质量缺陷原因以及医疗纠纷举证等具有重要意义，因此在消毒供应中心信息化开发建设中应给予优先考虑。

（一）高度危险性物品全程质量追溯信息化系统建设基本路线

1. 开发消毒供应中心高度危险性物品全程质量追溯闭环管理信息化系统

首先应明确消毒供应中心质量追溯信息化系统功能，实时记录并保存器械再处理全程质量信息，如清洗、消毒、灭菌及其效果监测等关键过程的温度、压力、持续时间、监测效果等信息，使每一器械再处理全程质量信息与器械物流状态信息（器械回收、清洗、消毒、检查、包装、灭菌、存储、发放、使用）、操作人员信息、器械再处理过程信息、清洗灭菌设备及其效果监测设备信息等一一对应。针对每一次器械再循环过程，建立唯一性的器械全程质量可追溯信息，设立过程及质量参数异常预警机制，一旦预警，及时进行质量追溯，及时追回质量不合格器械，查找出现质量问题的原因，及时处理，保障复用器械全程质量安全。

2. 信息化系统追溯内容与指标设计

依据 WS310 要求以及生产厂家清洗、消毒、灭菌设备及其效果监测设施等的使用说明或指导手册，设定关键过程点及其关键"过程"参数指标、关键参数预警指标。保证器械再处理的每个过程均达到国家强制性卫生行业标准要求；对于不能满足过程要求的，要及时预警，保证能够实现对后续相关处理流程进行及时干预管理，防范感染风险。在每一流程关键点设置数据采集终端，按照工作流程依序采集流程点与"过程"参数信息，形成在特定的时间、空间条件下，由特定人员、设备执行的特定质量过程闭环数据记录。获取每批次器具再处理唯一性数据资料，以实现数据追踪与质量追溯。信息化过程参数记录主要内容包括日常需要监测的客观性过程参数指标，如清洗消毒过程、日常监测记录要求的清洗、消毒器清洗、消毒温度、消毒时间或 A_0 值等。进行化学消毒时，消毒剂浓度、消毒持续时间和消毒时温度，压力蒸汽灭菌过程中灭菌的温度、压力和时间以及所有临界点的时间、温度与压力值等灭菌参数，环氧乙烷灭菌过程中每次灭菌的温度、压力、时间和相对湿度等，均需记录在质量追溯系统中，及时追踪，及时进行质量判定。

3. 预警阈值设定

依据规范及生产厂家使用说明或指导手册进行预警阈值设定。以压力蒸汽灭菌为例，当灭菌温度波动范围偏离±3℃要求时，无论过高还是过低，应设置主动报警机制。对于没有主动报警功能的设备，可通过过程观察或对记录内容进行追踪判定，及时发现质量缺陷，及时查找原因处理，防患于未然。

（二）信息化质量追溯系统数据维护、采集与保存

1. 数据维护

质量追溯各流程关键点（回收、清洗、消毒、检查包装、灭菌、储存、发放、使用等各处理环节）及其对应岗位人员信息、设备信息、手术器械包等设置唯一性编码，保证追溯系统能准确地追溯到操作执行人、执行流程、操作内容、执行设备等必要信息。

2. 数据采集

依照质量过程发生的时间顺序依序及时收集操作人、操作流程点、操作时间、执行设备及其过程关键参数信息，直至形成完整的闭环质量追溯记录。消毒供应中心质量追溯系统与消毒供应中心人员管理系统、物资管理系统、关键设备运行信息系统（清洗、消毒、灭菌设备运行关键参数记录系统等）、医院办公系统（科室发起植入物使用申请、入库审批、使用维护等）等对接，在闭环质量追溯记录的各流程点上对接关键运行参数，实现过程质量的追踪、追溯。

3. 数据保存

质量追溯信息既要在病志中长期保存，又要作为消毒供应中心系统质量追溯信息长期保存，以实现由个案病例端和消毒供应中心系统端双向追溯。手术器械再处理的全程质量信息可通过扫描器械包唯一性编码获得并存储。当消毒供应中心追溯系统无法与病志进行电子对接时，可在器械包外粘贴信息相同的两个条形码，分别保存信息至病志与消毒供应中心质量追溯信息系统中（一编码完成器械包身份与状态认证，由消毒供应中心发出并最终回到消毒供应中心；另一编码粘贴在病志中）。当电子病志系统能通过扫码等手段

存储消毒供应中心质量追溯信息时，器械包只粘贴一个唯一性编码即可。

质量追溯信息记录应客观、真实、及时。应设定错误录入更正程序及权限并留有痕迹，及时备份，防止数据因灾害及意外情况丢失，追溯信息至少保留3年。

第五节　医院感染管理质量评价

医院感染管理质量评价依照评价主体的不同在评价形式和内容上有所不同，大体可分为两种：一种是卫生计生行政部门或其授权的监督管理部门依照相应的法律条款对医院感染管理活动的合法性进行的卫生执法监督检查，对违法行为进行处罚；一种是由卫生计生行政管理部门或其授权的行业组织、医院感染管理质量控制中心等对医院感染管理的过程质量和结果质量进行检查，对医院感染预防与控制活动的有效性、科学性以及医院感染风险防控能力进行评价。

2011年，原卫生部颁布《医院评审暂行办法》（卫医管发〔2011〕75号）、《三级综合医院评审标准》（卫医管发〔2011〕33号）及《三级综合医院评审标准实施细则》（卫办医管发〔2011〕148号），2016年国家卫生标准委员会发布《医院感染预防与控制评价指南》（征求意见稿）。确定医院感染管理质量评价应基于国家医院感染管理有关法律、法规、规章、标准和规范；评价方法有书面评价、医疗统计信息评价、现场个案与系统追踪评价、社会评价等。个案与系统追踪法评价方法围绕医院感染风险识别、分析、评价、防控等各环节，对涉及的多学科、多部门、多层次人群进行现场多维度追踪，查看现象之间的逻辑关系、因果关系，评价结果相互认证，这是目前国际上比较认同的质量评价方法，可提高评价结果的可信度。

一、医院感染管理质量主要评价内容

（一）医院感染管理组织建设

依法建立医院感染管理组织，医院感染控制活动符合《医院感染管理办法》等要求，并与医院功能和任务及临床工作相匹配。

（二）开展医院感染防控知识培训与教育

有培训责任部门针对各级各类人员制订的医院感染管理培训计划、培训大纲、培训内容，并有考核。人员掌握本部门、本岗位相应的医院感染预防和控制知识与技能。

（三）医院感染监测

按照《医院感染监测规范》WS/T 312 要求开展医院感染全院综合性监测、目标性监测、现患率调查及医院感染防控等工作，如对消毒、灭菌和环境卫生学等进行监测。推荐采用信息技术和监控指标对监测项目及不同类型标本进行监测管理；针对感染高风险科室及其感染控制情况进行风险评估，制定针对主要部位的感染防控措施，如：下呼吸道、手术部位、导尿管相关尿路、血管导管相关血流、皮肤软组织等；有医院感染暴发报告流程与处置预案；依据医院感染风险、医院感染发病率和（或）患病率及其变化趋势改进诊疗流程，定期通报医院感染监测结果。

（四）严格执行

《医务人员手卫生规范》（WS/T 313—2019）实施依从性监管与改进活

动,医务人员手卫生知晓率达 100%。手卫生设施符合要求。

（五）多重耐药菌医院感染防控

有管理规范与程序,实施监管与改进活动。重点考核多重耐药菌医院感染诊断、监测、预防、控制等环节质量以及多重耐药菌联席会议制度、分工、职责落实、防控知识培训落实情况。应用感染管理信息与指标,指导临床合理使用抗菌药物。

（六）消毒、隔离与人员防护

符合医院消毒、医院隔离技术规范要求;符合医院消毒供应中心清洗消毒及灭菌技术操作规范及消毒灭菌效果监测标准;消毒灭菌设备、产品以及防护用品符合相关标准要求,保证正常、有效使用;落实《血源性病原体职业接触防护导则》（GBZ/T 213—2008）规定的预防控制措施,职业暴露后进行评估、预防及随访等。

二、医院感染管理质量评价指标

国家医院感染管理质量控制中心于 2015 年发布《医院感染管理质量控制指标》,13 个评价指标,考核以下 5 方面内容。

（一）医院感染全院性综合监测指标

1. 医院感染发病（例次）率

是指住院患者中发生医院感染新发病例（例次）的比例。一般以月、年为观察期,反映医院感染总体发病情况。

2. 医院感染现患（例次）率

医院感染现患（例次）率指的是在确定的时段或时点住院患者中，医院感染患者（例次）数占同期住院患者总数的比例。它反映了确定时段或时点医院感染的实际发生情况，包括新发病例和调查时尚未被治愈的原有感染病例。

3. 医院感染病例漏报率

医院感染病例漏报率是指应当报告而未报告的医院感染病例数占同期应报告医院感染病例总数的比例，能够反映医院感染报告的质量。

（二）多重耐药菌监测指标

多重耐药菌监测指标反映的是多重耐药菌总体及某种特定菌种多重耐药感染/定植情况。

1. 多重耐药菌感染发现率

多重耐药菌感染发现率是指多重耐药菌感染患者数（例次数）与同期住院患者总数的比例。

2. 多重耐药菌感染检出率

多重耐药菌感染检出率是指多重耐药菌检出菌株数与同期该病原体检出菌株总数的比例。

（三）医务人员手卫生依从率

医务人员手卫生依从率是指受调查的医务人员实际实施手卫生次数占同期调查中应实施手卫生次数的比例，能够用来评价医务人员手卫生的执行情况。

（四）抗菌药物使用评价指标

1. 住院患者抗菌药物使用率

住院患者抗菌药物使用率指住院患者中使用抗菌药物（全身给药）患者数占同期住院患者总数的比例。住院患者抗菌药物使用率是一个粗略的评价指标，需结合具体病例调查才能进一步确定抗菌药物的使用是否规范。

2. 抗菌药物治疗前病原学送检率

抗菌药物治疗前病原学送检率是指，治疗性抗菌药物使用前病原学检验标本送检病例数占同期使用抗菌药物治疗病例总数的比例，能够用来评价治疗性抗菌药物的使用是否规范。

3. Ⅰ类切口手术抗菌药物预防使用率

Ⅰ类切口手术抗菌药物预防使用率是指Ⅰ类切口手术预防使用抗菌药物的患者数占同期Ⅰ类切口手术患者总数的比例，用于评价预防性抗菌药物的使用是否规范。

（五）医院感染目标性监测评价指标

医院感染目标性监测评价指标是指血管内导管相关血流感染率、呼吸机相关肺炎发病率、导尿管相关泌尿系感染发病率和Ⅰ类切口手术部位感染率，能够反映器械使用密度、侵入性操作相关感染的防控能力。

三、医院感染管理质量评价应注意的问题

（一）正确解读医院感染管理质量评价指标

医院感染管理质量评价是对整体医院感染风险防控能力的评价，单一的评价指标往往不能反映医院感染管理的全貌，需结合个案追踪或系统追踪方法，对全流程质量进行调查。即使是同一等级的两所医院，其感染率是否具有可比性的基础在于两所医院感染性疾病诊断的标准相同，诊断能力、监测方法与微生物检测方法、质控流程、报告意识与漏报监测能力等处在可比的同质化水平，此外还要考虑就诊患者人群特征等相关影响因素。

（二）应加强微生物培养标本室前质量评价

病原学诊断在以病原诊断为基础的感染性疾病治疗中发挥着决定作用。临床微生物标本在采集、保存、送检时限等环节出现质量问题，都容易导致假阴性或假阳性结果，引起治疗方向的偏差。2016年12月5日实施的《尿路感染临床微生物实验室诊断》WS/T 489对清洁中段尿的采集时机、局部清洁、接种时限等各环节质量有严格要求，采集后立即送检，采集后0.5小时内接种。对于很多医院来讲，这些质量要求很苛刻，清洁中段尿往往在各级医院的微生物培养标本中占比较高，其病原学特征对全院病原体分布及耐药特征都会产生重要影响。在强调室内质量控制的同时，微生物培养标本室前质量管理的重要性值得管理者及临床一线人员进行密切关注并持续改进。

（三）医院感染高危重点部门质量评价

医院感染高危重点部门是医院感染管理的主战场，重症医学科、器官移

植病房、骨髓移植病房、血液透析中心（室）、新生儿病房及重症新生儿监护病房、感染疾病科、手术部（室）、产房、母婴同室、急诊科及其病房、口腔科门诊、导管室、介入手术室、临床实验室、内镜中心（室）和消毒供应中心等，应加强质量评价。国家卫生计生委国卫通〔2016〕23号发布10项卫生行业标准，全面规范了医院感染管理工作。其中，消毒供应中心、口腔器械消毒灭菌和软式内镜清洗消毒质量应符合强制性卫生行业标准要求，医用织物等质量评价应符合相应的推荐性行业卫生标准要求。

1. 医院消毒供应中心质量评价

消毒供应中心应按照国家强制性卫生行业标准 WS310.1、WS310.2 和 WS310.3 要求，全面落实管理规范、清洗消毒及灭菌技术操作规范以及清洗消毒及灭菌效果监测标准。所有需要消毒或灭菌后重复使用的诊疗器械、器具和物品应采取集中管理的方式，由消毒供应中心负责回收、清洗、消毒、灭菌和供应；应建立质量管理追溯制度，完善建立清洗、消毒、灭菌及其效果监测等全程质量控制过程的相关记录；物流管理宜实行全程信息化管理。消毒供应中心质量追溯信息化系统建设参见本章第四节医院感染管理信息化建设。

消毒供应中心相对独立，周围环境清洁，无污染源。内部环境整洁，通风、采光良好，分区（辅助区域、工作区域等）明确并有间隔。有基本消毒灭菌设备、设施。污染物品由污到洁，不交叉、不逆流。洁、污物品分别有专用通道。有清洗、消毒及灭菌技术操作规范，有清洁、消毒与灭菌质量控制、监测、医务人员防护等制度与流程，清洗消毒及灭菌效果监测要落实到位，并有原始记录与监测报告。消毒供应中心人员知晓相关制度、本岗位职责、操作技能与知识，并按要求执行。

2. 口腔器械消毒灭菌质量评价

应按照《口腔器械消毒灭菌技术操作规范》（WS 506—2016）要求执行。口腔器械消毒灭菌的操作流程、灭菌监测、灭菌物品放行和储存等符合规范要求。

3. 软式内镜清洗消毒质量评价

应按照《软式内镜清洗消毒技术规范》（WS 507—2016）管理要求进行软式内镜清洗消毒，软式内镜清洗消毒相关的管理、布局及设施、设备、清洗消毒操作规程、监测与记录等质量达到规范要求。

4. 推荐性卫生行业标准相关质量

应分别符合推荐性卫生行业标准要求，如《医院医用织物洗涤消毒技术规范》（WS/T 508—2016）、《重症监护病房医院感染预防与控制规范》（WS/T 509—2016）、《病区医院感染管理规范》（WS/T 510—2016）、《经空气传播疾病医院感染预防与控制规范》（WS/T 511—2016）和《医疗机构环境表面清洁与消毒管理规范》（WS/T 512—2016）等。

第七章　护理管理

护理工作是医疗工作的重要组成部分。护理工作体现在临床医疗工作的各个环节，尤其是一些治疗性工作都必须通过护理来完成。人性化的临床护理有助于减轻患者病痛，节约医疗资源，改善日益紧张的医患关系，营造和谐的医疗环境，促进患者早日康复。有条不紊地开展护理工作更需要科学的管理，护理管理将科学的管理理论和方法应用于护理工作实践的过程中，只有科学的护理管理，才能使护理系统实现最优运转，提升护理工作效率；只有科学的护理管理，才能使护理工作趋于科学化、专业化和效益化。

第一节　护理管理的意义

一、现代护理的发展

护理基于人类的需要而产生、存在。随着社会的进步、环境的改变、人类生活方式的变化，护理的内涵和范围都发生了巨大的变化。

19 世纪以前的护理以家庭照顾为主，当时的护士多为修女，没有得到科学、正规的护理训练和教育。直到 1856 年克里米亚战争结束后，现代护理学鼻祖弗洛伦斯·南丁格尔因在战争期间忘我的工作态度，获得各国公众的赞扬，使护士工作的重要性为人们所承认，护理工作从此受到社会的重视。英国公众还曾捐赠巨款，以表彰南丁格尔的功勋，而南丁格尔则将此作为"南丁格尔基金"，1860 年在伦敦圣托马斯医院创办了世界上第一所护士学校，后又开创了助产士和济贫院护士的培训工作，推动了西欧各国乃至世界范围内护理工作和护士教育的发展。

18 世纪中叶以来，西方教会开始在中国建立教会医院。受西方护理学的影响，我国近代护理学开始逐渐形成与发展。1909 年，中国护士会成立，成为中国护士和传教士护士相互交流的纽带。中华人民共和国成立后，随着卫生事业的发展，我国的护理工作进入了一个新时期。

二、护理与医疗的关系

（一）新型医护关系模式的含义

新型医护关系即并列—互补型模式是指医疗和护理是两个并列的要素，各有主次，各有侧重，在医疗护理过程中两者相对独立，不可替代。由于两者的关系既紧密联系又相对独立，就为相互弥补提供了可能。

（二）护理与医疗的关系

1. 早期的中医药学与护理学密不可分

"三分治，七分养"，是我国古代对医学与护理学的关系所做出的高度概括。

2. "患者第一"的原则

要高度重视患者的生命、健康和利益，把患者治疗上的需要和安全放在首位。在这个原则下建立起医护双方相互平等、在不同环节有主有从的和谐关系。患者的诊治过程，是一个医护协作的过程，医护双方要理解对方的工作特点，分清医疗、护理过程中的责任，尊重对方的人格，信赖对方的能力。

3. 医疗和护理

医疗和护理是两个相互依存的学科，护理渗透在医疗的各个环节，与医疗有千丝万缕的联系，二者不可分割。

(三) 护理与治疗的关系

1. 充分认识医疗工作中护理的重要性

早在克里米亚战争中，南丁格尔通过提高护理水平，使英军伤员死亡率从 42% 迅速下降到了 2%，世界为之震惊。护理工作是整个治疗工作的重要组成部分，其水平的高低，关系到协调医、护、患三者的关系，并直接影响着医疗质量。

2. 保持护理和治疗的协调一致性，充分认识护理工作的严格性和技术性

护士是医嘱的忠实执行者，同时也是医嘱的严格把关者，护士可以判断出不合格甚至是不正确的医嘱，如果没有护士们的严格把关，后果将不堪设想。护士是否严格遵守护理制度，是否认真做好各项护理工作，是否做到准确、及时、无误，直接关系医疗质量，关系着患者的生命安危。随着临床医学技术水平的提高，对护士的专业知识，技术水平和能力也提出了更高要求。

三、护理成为一门独立的专业

20 世纪中期后，随着世界卫生组织新的健康概念和生物—心理—社会医学模式的提出，形成了人是生物、心理和社会的统一体的现代医学观。护理工作从"以疾病为中心"转向"以患者为中心"再转向"以人的健康为中心"，医学社会化和大卫生的趋势越来越明显，社会对护理工作的需求日益迫

切，护理工作的地位不断提高，护理作为一门专业已逐步向更高水平发展。在这些新观念的指导下，护理学发生了根本性的变革。至此，护理被认为是一门独立的专业，在整体护理观的指导下运用护理程序的方法开展工作，护理学开始建立自己的学科理论体系。

21 世纪的今天，护理学已经发展成为一门独立的学科，它与医学、药学、营养学等共同组成了整个医学领域，这是护理同仁们不懈追求、奋力求索的结果。现代护理事业中，已经融入了大量的新内容，其范围也不断扩大。护理学也是一门应用科学，实践性较强，它结合了自然科学与社会科学理论，形成了护理的理论体系与专业技术体系。

2011 年 3 月 8 日，国务院学位办颁布了新的学科目录设置，其中护理学从临床医学二级学科中分化出来，学科代码为 1011，与中医学、中药学、中西医结合、临床医学等一级学科平行，为护理学科提供了更大的发展空间。现代护理人要坚持传承与创新，发挥主动性和创造性，深入研究护理学理论并用于指导护理实践，促进护理水平的不断提高，对现代护理进行深入思考，开创护理专业发展的新局面。

第二节　护理人才的培养

在医院人力资源中，护理人员占有着相当大的比例，为了加大护理内涵建设，提升核心竞争力，实现可持续发展，需要针对不同级别的护理人员进行不同的医院文化、服务、专业和能力等方面的培训，提高护理人员的整体素质，培养护士成为专业人才，提升专业服务水平，不断深化优质护理服务内涵。

一、拓展专业人才培养方向

越来越多的新理论、新知识、新技术运用到护理领域，大大丰富了护理专业的内容，加速了护理事业的发展。时代要求护理人员无论在知识上、技术上还是个人修养上都具有更高的素质。随着医改的不断深化和人民群众日益多样化、多层次的健康服务需求，对护理工作的服务内涵和外延提出了迫切需求，也对护士队伍的服务能力提出了更高要求。

二、根据专科护理特性开展专科护理培训

针对不同层次的护理人员在规范化的培训、继续教育等方面进行全面策划和实施。定期组织进行各级各类专科护士培训，是提高临床护理质量、保障医疗安全的有力举措，对于提高护士队伍整体素质和服务能力水平具有重要意义。

（一）专科护理培训提高临床专业化护理水平

2022 年 4 月国家卫生健康委印发《全国护理事业发展规划（2021—2025年）》，提出各省市根据临床专科护理领域的工作需要，分步骤在重症监护、急诊急救、器官移植、手术室护理、肿瘤病人护理等专科护理领域开展专业护士培训。专科护士在提高临床专业化护理水平、推动科室建设等方面发挥着积极作用，部分医院已陆续建立伤口、造口、糖尿病等专科护士门诊。各医院可以充分发挥本地区糖尿病、肿瘤、伤口、造口等专科护士资源，积极开展出院随访、开设专科护理门诊等，为患者及家属提供专业的护理服务。探索以岗位需求为引导的专科护士人才培养模式，继续在 ICU、急诊、手术室、糖尿病、肿瘤、血液净化、伤口、造口等专业开展专科护士培训，逐步

使本区域的专科护士培训工作走向规范化、科学化，通过专科护理队伍建设提高护理服务质量。

（二）根据专业发展需求培养专业护理人才

优质护理服务实施以来，各医院在落实护士配备标准，加强护理人才培养等方面做了大量工作，临床护理服务水平明显提高，但护士队伍的数量和质量依然是影响护理改革的重要因素。因此，大力开展护理专业人才的培训，使护士的能力水平适应责任制整体护理模式的要求，培养和锻炼一批临床实用型人才，才能全面提升护理服务能力和专业技术水平。

为提升临床专科护理水平，提高护士的健康教育能力，医院在开展重症监护、静脉输液、糖尿病护理、造口师、骨髓移植护理等专科护士培训的基础上，也可以不断丰富专科护士培养的种类，如培养健康教育心理咨询师、饮食护理指导师、用药护理指导师、康复护理指导师四类专科护士（即"四师"）。

1. 重症监护专科护士培训与应用

通过编写培训教程，理论授课和临床实践技能实训，进行严格的理论和实践考核，合格者可以授予院级专科护士证书。各医院的重症监护（CU）科室需要有 1/2~2/3 的护士持证上岗；普通科室每个护理单元至少培训 2 名以上的院级重症监护专科护士，她们在获得专科护士证书后，需要定期回到重症监护科室复训，补充完善新知识、新理论、新技能，以满足飞速发展的重症医疗、护理的相关需求，复训后，经理论和操作考试，合格者可以继续持有重症专科证书。

由于各重症监护科室往往需要应对一些社会突发事件，如地震、矿难等大型社会救助工作，重症监护科室的病人剧增或专业护理人员紧急被抽调应急，造成实际护理力量不足或薄弱时，普通科室的重症专科护士便可以迅速增援重症监护科室，直接参与值班和护理活动，缓解人员压力。

2. "四师"的培训与应用

通过编写培训教程，理论授课和临床实践技能实训，进行严格的理论和实践考核，合格者挂牌上岗。"四师"在承担好责任护士工作的同时，还应负责培训本专业责任护士，成为各专科领域带头人，对健康教育疑难病例进行会诊与床边指导演示，充分发挥培训师资的作用，持续改进健康教育效果，提高专科护理水平，全方位地为患者服务，使患者受益。"四师"培养模式为专科护士的培养方向提供了可借鉴的经验。

三、探索护士岗位管理试点，提升专业队伍岗位胜任力

在实行责任制整体护理的基础上，在医院护士队伍管理中实施护士岗位管理、加强护士队伍科学管理、持续推进优质护理服务的重要举措，是国家护理专业临床重点专科医院应当探索和实践的工作任务。为加强护士队伍科学管理，持续推进优质护理服务，以岗位管理为切入点，从岗位设置、护士配备、绩效考核、职称晋升、岗位培训等方面制定和完善制度框架。

（一）以护士岗位管理为切入点，推动护理管理的机制创新

（1）护士岗位管理是破除护理人员的身份界限（职称界限），坚持按需设岗、按岗聘用、竞聘上岗，逐步建立"能上能下、能进能出"的用人机制。

（2）护士岗位管理以岗位职责要求为基础，以护理服务数量、质量、效果以及患者满意度为核心，建立公开透明、全程跟踪、动态管理的考核机制。

（3）根据护士的临床实际表现和工作业绩，把考核结果与个人收入挂

钩，向临床一线护士、骨干护士倾斜，加大绩效工资比例，形成有激励、有约束的内部竞争机制。

（二）根据护士能级和护士岗位对应的要求，进行护士能级进阶管理

（1）自2011年原卫生部确定全国23所开展护士岗位管理试点医院以来，各医院积极探索，制定《医院护士能级进阶综合测评标准》，每年测评护士实际护理能力，划分为 N0~N4 五个能级。

（2）护士岗位管理建立护士能级与岗位职责、岗位系数、职称晋升相适应的激励机制，与责任制护理紧密结合，着眼于人力资源开发，挖掘每位护理人员的工作潜能，充分调动护理人员的工作积极性，探索科学的护理责任分工方法和排班模式，为患者提供连续、全程的责任制整体护理。患者满意度提升，最大限度地调动了护理人员的工作积极性，使护理人员以饱满的热情投身于临床一线工作，为患者提供高质量的护理服务。努力为广大患者服务，按能级对应原则科学分配护士人力，使患者的基础护理和专科护理落实到位，扩展服务内涵，病人的满意度明显提高。

（三）依托护士岗位管理规划护士职业生涯

1. 通过能级进阶模式规划护士职业生涯

新入职护士经过岗前培训，取得护士注册证书后进阶为 N1 能级；N1 能级护士经过规范化培训合格后进阶为 N2 能级，N2 能级护士有两种发展路径，一是参加临床带教教师遴选，成为兼职护理带教教师，二是参加专科培训进阶为 N3 能级专科护士；只有进阶为 N4 能级的护士，才有竞聘护士长的资格，走上护理管理岗位。

2. 护士成长提升岗位胜任力

（1）护士岗位管理将合适的人放在合适的位置：充分体现护士的荣誉感、价值感和成就感，达到人尽其才的效果。激励护士不断提高综合能力，实现职业生涯的合理规划，提倡护士的参与和尊重护士的意愿，使护士身心健康得到保证，体现人性化管理。通过与责任制护理紧密结合，提升护士自身满意度的同时提升患者满意度，促进优质护理服务迈上新台阶。

（2）护士岗位管理培养出优秀护士：通过护士岗位管理，护士明确了各能级岗位的能力要求，明确了自己努力的方向，每一年都会向着更高的能级积累岗位能力，发挥潜能，在基本条件、素质态度、临床工作能力、护理工作绩效、教学科研五个维度做到最好，提高服务水平，提高患者满意度，成为团队中的优秀护士，形成护理团队中的榜样力量，从而促进护理团队的整体进步。

3. 护士长成长提升综合管理能力

（1）护士长成长路径：公开竞聘护士长梯队标志着护理管理者选用模式的更新，"公开、公平、公正"的选拔护理管理人才梯队会受到全院护士的拥护。这种做法需要各护理单元按标准选拔骨干护士担任护士长助理，在担任责任护士的同时，见习护理管理内容，在护士长不在岗时履行护士长职责，为医院建立一支业务素质较强的护士长队伍打下基础。

（2）科学考核护士长，培养出优秀护士长：医院应对护士长实施科学的管理与考核，为提高专业的管理能力，要求护士长定期轮转一个护理单元，每年对护士长进行量化考核和360度考核，结合护士长的创新与综合管理业绩，评选优秀护士长成为护理管理的榜样。

（3）护士长淘汰机制：可以对护士长实施360度考核和量化考核，对结果不理想的护士长，可实施末位、不及格淘汰制，如因管理不善，可视事件对医院造成的不良影响，根据情节实施轮岗，直至免除护士长职务。

第三节　打造高效护理团队

凝聚力是指群体成员之间为实现群体行为目标而实施团结协作的程度，即一个团队对其成员的吸引力、成员对团队的向心力以及团队成员之间相互吸引的能力。凝聚力高的团队，其成员间容易彼此接纳相容，其成员的工作满意度高，责任感相应较强，其团队必然焕发蓬勃的朝气，从而更好地完成任务目标。由于护理团队服务对象的特殊性——为不可再造的人服务，要求其专业性更强，协作性更高，在工作中常常需要更强的团队精神。因此，凝聚力对于护理团队显得尤为重要。

一、医院文化与护理团队的凝聚力

1. 影响凝聚力的因素

影响凝聚力的因素包括团队文化与价值观、团队建设的环境、各种团队训练、团队沟通、团队成员之间的相互信任等。团队精神是组织文化的一部分，良好的管理可以通过合适的组织形态将每个人安排至合适的岗位，充分发挥集体的潜能。团队精神对团队成员的集体意志具有一种强化作用，能够形成强大的内在凝聚力。团队成员之间具有强烈的认同感；成员对团队具有强烈的归属感；每个团队成员对团队目标、团队决策持有肯定和支持的态度；团队成员认可和接受团队的共同价值观，并在实践中维护和发展团队的价值观。

2. 护理团队的凝聚力需要医院文化的引领和护理精神的激励

一个具有凝聚力的团队是团队文化的外在表现，也是护理文化的漫长积累与沉淀。这种护理精神又形成团队文化，激励每个团队成员团结进取。

二、关爱护士，提高团队凝聚力

（一）组建关爱护士委员会

护理部可以成立关爱护士委员会，由护理部主任或副主任担任委员会负责人，同时下设多个关爱护士小组，由各科护士长担任组长，委员会落实"以人为本、人性化管理"的管理理念，以关爱护士为前提，成立爱心团队，打造爱心品牌，营造爱心氛围，从身体、心理、情感、婚姻、工作困惑等各个方面给予全院护士无微不至的关怀。

（二）关爱护士举措

1. 树立一个信念

脚踏实地地为护士办实事、办好事，做到困难有人相助、婚恋有人督促、烦恼有人倾诉、快乐有人祝福。护士心中的温暖越多，给患者带去的温暖就越多，护士们带着愉悦的心情在一个和谐的环境里工作，护理服务就一定会做得更加到位、贴心。

2. 定期召开工作会议

定期召集各位组长和护士代表一起召开工作会议，讨论下一步活动的主题和内容。以护士的工作和生活需求为出发点，并将时下热门话题融入其中，碰撞出新鲜又实用的想法，将关爱活动覆盖到护士工作生活的方方面面。

第八章　医疗技术部门管理

在现代医院，内、外、妇、儿等临床科室运行中，医疗技术部门越来越凸显其不可或缺性和医疗运行的支柱作用，这些部门包括医学影像检查、化验室检查、病理、输血、药学等，在现代化医疗诊治过程中，这些部门发挥着越来越重要的作用。同时，这些部门也是医院配备重要设备资产所在地，所以对部门的管理就尤显重要。

第一节　医疗技术部门管理概述

在综合性医院，医疗技术部门随着医学及科学技术的不断发展，其对临床发挥的作用越来越大。医疗技术部门的特点是技术专业化和相对独立性；为临床诊疗提供客观依据，同时也指导临床工作，且临床指导性日趋增强；投入成本较高；对仪器设备的依赖性日趋增多；技术发展既高度综合又高度分化，伴随新兴边缘科学不断出现；服务方式从辅助检查职能逐渐转向具备一定的治疗职能；多学科人才优化组合及质量控制技术日趋完善。

在具有一定规模的综合性医院中，通常设置有的医疗技术部门是：医学影像（放射科、超声科、核医学科）、检验科、药剂科、病理科、手术室、输血科、供应室等；药剂科设有门诊药局、住院药局、配液中心、制剂室等。

医疗技术部门的管理包括支撑部门设备管理、质量控制、卫生防护及职业防护等。

第二节　检验科管理

一、检验科的任务和特点

检验医学是为了进行医学诊断、预防、治疗人体疾病或评估人体健康水平，运用生物学、微生物学、免疫学、化学、血液免疫学、血液学、生物物理学、细胞学等方法或手段对来自人体的材料进行检测的一门学科。检验医学通过实验室技术、医疗仪器设备为临床诊断、治疗提供依据。随着医学及自然科学的发展，该领域产生了诸多汇集多学科理论和技术的新方法、新技术，拓宽了检验医学的发展空间，有力推动了检验医学的迅猛发展。

二、检验科的管理要点

检验科的管理是一项复杂的系统工作，主要包括人员素质管理、质量管理、信息管理和经济管理四个方面，其中质量管理是实验室管理的核心，检验科各项管理的出发点和落脚点都是为了确保检验质量，质量对于检验科而言就是检验结果的准确性，检验科检验结果的可靠性直接影响到临床医生对患者疾病的诊断。在卫生检验过程中，影响检验质量的因素有很多，围绕这些因素形成了检验科的管理要素。

（一）树立服务临床一线，服务患者的意识

培养检验技术人员具有良好的职业道德和敬业精神，对工作有高度的责任感，这是保证检验质量的前提。检验技术人员要做到尊重科学、实事求是、全心全意为患者服务。检验科在各项工作流程、质量管理上要体现满足病人

和临床需求的原则，与服务对象建立良好的沟通机制，定期搜集、听取临床需求，适时引进新设备，开展新业务，采用新技术，拓展检验技术。

（二）提高检验人员素质，使检验队伍具备较好的专业知识

卫生检验工作专业性、知识性、技术性很强，要求检验人员必须熟练掌握业务知识和技能，并且伴随着社会的进步不断学习积累新知识，了解临床特点及进展，培养精通专业技术和科学管理的人才，提高业务水平，只有这样才能适应社会需求。

（三）严格建立实验室的各项规章制度

制度包括对实验室物品存放，各种仪器的保管、维修、校对和使用记录，各种器具的清洗，原始记录及检验报告等方面的具体规定。检验科技术人员熟悉医疗仪器设备的性能和技术操作规范，做到职责明确，通过对这些制度的执行，使分析过程有章可循，避免试剂过期及交叉感染等问题，这是保证检验质量的先决条件。

（四）加强质量控制和管理

医学检验结果对临床疾病的诊治方向具有决定性作用，这就要求选择可靠的测定方法并对其进行检验，这是检验分析工作质量控制的重要保障，通过自我控制、逐级质控、横向质控等方法保障检验结果的精准。一般情况下应首选国家标准方法，如无标准方法，要对所选方法做以下几项检测：准确度测定、精密度测定、检出限测定、线性范围确定、共存物质干扰试验。通过这些测定可以明确测定方法的关键步骤，得到可靠数据，为检验工作的可靠性提供强有力的依据。

三、检验科的质量控制与评价

从临床医师提出检验申请到标本检测，最终根据检测结果进行临床诊治的过程被称为检验的总测试过程。全过程质量管理是全面质量管理中最为重要的部分，包括检验前质量、检验中质量和检验后质量。随着检验学科的发展，要建立一整套完善的质量管理体系，并实行科主任领导下的各专业组长分工负责制管理。

质量控制是保证检验工作质量的前提。检验科为加强实验前、实验中、实验后的质量管理，控制常规工作的精密度、准确度，保证项目批间和日间检测的一致性。

（一）分析前质量控制

1. 临床沟通

检验科通过"联络员反馈"及发放《检验科标本采集手册》等途径，与临床沟通，规范检测项目标本的正确采集方式及时间。

2. 检验者严格执行规定

检验者严格执行检验标本采集、运送、前处理和储存规定，对于影响检测结果的不合格标本（标本溶血、乳糜、标本量不足、空管、标本采集管使用错误、抗凝标本凝固、条码使用重复、医嘱组套错误、标本类型与医嘱不符、非本室检测项目等）予以拒收。同时通知临床在实验室信息系统"不合格标本"中进行详细记录。

（二）分析中质量控制

1. 操作者上岗前培训

操作者上岗前须接受包括科室和各组的规章制度及仪器和检验项目标准操作规程等培训，经过严格的岗前培训和考核，合格后方可上岗。

2. 临床检验的试剂

所有用于临床检验的试剂必须具备相关资质，并通过严格统一招标方可应用。

3. 仪器的使用、维护、维修、校验

严格按照《检验科大型仪器设备的使用、维护、维修及校验制度》执行。

（1）室内质量控制：常规定性、定量检验项目检测前质控品、校准品由技术主管保存、配制。每天室内质控品需与患者标本同时测定，只有当质控结果达到实验室设定的接受范围，才能签发当天的检验报告，必要时可在样本检测中穿插质控品的检测，以确保检验项目测定在控。检验人员、各技术主管每天应及时监控质控图的变化，当室内质控结果出现失控时，需仔细分析、查明原因，填写失控报告。若是真失控，应该在重做的质控结果在控后，对相应的所有失控的患者标本进行重新测定，方可发出报告；若是假失控，可以按原测定结果报告，出现严重的质量问题应上报科主任。

（2）仪器间比对：为了保证各仪器检测结果的一致性，对不同仪器相同项目的检测要定期进行比对实验，并对结果进行分析和总结，组长将分析结果上报主任。

（3）室间质量评价：医院检验科应定期参加国家卫生健康委员会、室间质评，有条件的参加国际室间质评，针对原卫生部、室间质评不能覆盖的检验项目，应实行实验室间比对或校准验证等替代方法以保证每一项结果的准确性。

（三）分析后质量控制

1. 检验结果的确认

当日室内质控在控的情况下，审核者应对检验项目和检验结果及与患者临床资料的符合情况进行核准确认。若不符合时，应重新审核和复检标本并及时与临床医生沟通，排除实验前因素的影响，同时保存好标本以备查询。

2. 危急值的处理

（1）当项目出现危急值结果时，检验者应严格按检验科危急值管理制度和处理程序处理，并进行危急值登记。

（2）当与患者病情不符时，可能的原因主要是标本采集问题（包括输液中抽血、陈旧标本、标本张冠李戴等），建议临床医生重新采集标本并给予复检。

（四）检验科标本接收、登记、保存与处理

1. 标本的运送

标本送检必须使用贴有生物安全标识的密闭盒，将病房标本统一送到检验科接收点，再下送到检验科各专业组。

2. 标本的接收及登记

标本进行扫码接收，核对标本条码信息与电脑显示信息是否一致，检查标本是否合格，接收后的标本由前处理工作人员分到指定检验仪器上，经过仪器扫描条码，对标本进行核收登记。

3. 标本的保存与处理

（1）标本的保存：①检测后的标本，检测者必须按照检测顺序置于样本架上，并保存在标本库的指定位置上，保存时间一周；②在标本保存期间，检验科工作人员如果需要使用标本进行复检，可将标本从标本库中取出，检测后立即放回原定位置。

（2）标本的处理：保存期满的标本采用高压蒸汽灭菌消毒处理后按规定包装，送到医院指定的医用垃圾堆放点进行统一处理。

第三节　医学影像管理

一、医学影像的任务和特点

现代医学影像科在医院的地位医学影像学及影像科已经由原来的放射科逐步发展为包括普通 X 线、CT、MRI、核医学、PET-CT、PET-MR、超声以及介入治疗在内的集诊断与治疗为一体的综合性现代医学影像学科。国外和国内（三级医院）于 20 世纪八九十年代中期逐步形成了现代医学影像学体系，开创了该学科的新时代。

医学影像科发展需要更新设备、环境改善，需要与医院的发展规划相统一，获得医院及管理部门的支持，所以应注重与临床科室、同行科室的定期沟通，了解临床的发展需求，同时处理好大影像科科室内部各亚专业的协作，为患者提供高质量的医疗服务。

二、医学影像科的管理要点

医学的发展使得临床与影像学科之间的关系越来越密切，相互配合得越好，医疗工作效率就会越高。医学影像科与其他临床科室相比有自身的特点，除了要为患者服务好外，还要面向临床其他科室，尽力满足临床医生合理的要求，使医疗工作真正成为一个整体；内部亚专业需要协作，协调处理好各亚专业组之间的关系，做好各亚专业之间相互交流和配合，打破亚专业的原有壁垒，在人员、工作量和绩效上进行全科统一调配，做到真正的大影像。

（一）登记室管理制度

（1）发放检查报告、胶片和光盘前，应仔细核对患者信息。

（2）对申请增强和造影检查的患者，详细交代检查前、后的准备事项，并将知情同意书交给患者。

（二）设备操作与检查制度

（1）建立不同设备、不同检查要求的检查规范。

（2）建立设备日常保养、维护、维修制度。

（3）建立设备运行、检查操作的质量控制体系。

（4）建立技师考核、轮转培训制度。

（三）影像报告复核制度

提高影像诊断的准确性，减少漏诊情况，提高影像诊断的临床符合率，在影像诊断中严格执行三级负责制。

（四）报告时限暂行规定

放射科对报告时限进行限定，将影像检查信息快速反馈给临床医生，辅助做出诊治方案。

（五）图像保存及使用制度

（1）所有数字化设备所采集的用于影像诊断的图像，一律采取无胶片存储方式保存到 PACS 服务器。

（2）在影像检查前，通过自动分诊或经过登记员将分诊信息录入系统，登记组认真核实患者姓名及检查信息，保证影像号准确。

（3）技师检查前应认真核对影像号、姓名等信息，检查后及时上传图像。

（4）图像资料仅作为医疗科研资料保存，患者隐私受法律保护，任何人不得私自挪作他用。

（六）早会诊制度

工作日的固定时间进行疑难病例分析、常见病例总结、临床经验教训、病例综述等。

（七）疑难病例讨论制度

每月举行一次疑难病例讨论会，由科主任组织，开展科室内讨论。

（八）疑难病例随访制度

（1）PACS 系统中嵌入随访模块，在书写诊断报告的同时，对疑难病例随时建立随访。

（2）登记疑难病例，定期安排医师进行手术或临床随访。

（九）临床会诊制度

放射科重视与临床科室的沟通与交流，主动与有意向科室建立定期会诊制度，每周安排相应专业组副高职以上或高年资主治医参加临床会诊工作，共同提高疾病的诊治水平。

（十）导管室消毒隔离管理

建立导管室消毒隔离管理领导小组，明确各级人员职责，有效地落实各项消毒隔离措施。

（十一）放射防护管理

（1）放射工作单位必须取得《放射装置工作许可证》后方可从事许可范围内的工作，接受上级卫生行政部门的监督与指导。

（2）采取有效措施提高影像质量，减少重拍率、误诊率及漏诊率。

（3）注意受检者的屏蔽防护，减少和控制受检者的受照剂量。

三、医学影像科的质量控制与评价

质量管理是医学影像科室管理的重要组成部分，追求通过最小辐射，得到最优的图像质量，为临床诊治提供可靠的依据。着重从以下方面进行管理，即不断提高医学影像人员的专业技术水平；加强专业内各类人员质量的沟通联系，这是质量管理的前提；建立设备、检查标准化体系供学科发展客观依据；将代价—危害—收益三者之间的平衡作为学科运行发展的着眼点。

医学影像科质量管理是一项系统复杂的综合性工作，应涵盖医疗活动的各个环节，包括影像检查分诊、登记；影像检查操作、实施，影像检查报告书写、胶片排版，影像检查结果发放，完成医生、技师、护士和登记分诊人员全方位的监督和管理。

（一）质量控制指标

质控指标由影像检查图像质量、影像检查报告质量等部分组成，采取医院主管部门检查、科室质控小组自检、科内不同岗位自评、互评等方式开展多方面、多角度的质量控制。

（1）科室质控小组依次每月进行质控评价、总结。

（2）大型设备检查阳性率≥50%，CT、MRI 设备检查阳性率≥60%。

（3）影像诊断与术后病理符合率≥90%。

（二）质量控制方法

（1）科室工作质量管理第一责任者为科主任（负责人）。

（2）影像诊断工作质量管理：①诊断人员应通晓本专业质量控制的理论和方法，明确岗位责任。诊断质量管理应由中级以上高年资人员负责。②诊断人员应密切配合临床工作。③诊断报告书写格式正规化、字迹清楚、描写确切、结论明确。④诊断、造影检查按操作规程进行，注意放射防护，无菌消毒，严防意外事故发生。⑤影像诊断报告书写实行三级负责制，影像诊断与手术病理对照应符合质控要求。⑥定期组织疑难和随访病例诊断对照讨论会，及时总结经验。

（3）技术操作工作质量管理：①技术人员应通晓本专业质量控制的理论和方法，明确岗位责任。技术质量管理由主管技师负责。②各检查室及岗位实行岗位责任制，严格遵守技术操作规程，为保证落实各项技术标准措施，必须接受技师、主管技师的检查指导。③每周技术读片应切实认真地按影像质量进行评定记录并落实到岗位责任者，每月进行技术读片考评。优质片率、废片率应符合质控规定。④定期组织废片分析讨论会，总结经验，落实改进、防范的技术（责任）措施。⑤各项技术岗位的技术标准和操作规程按相关规定执行。

第四节　病理科管理

一、病理科的任务和特点

根据原卫生部办公厅文件《病理科建设与管理指南（试行）》（卫办医政发〔2009〕31号）的规定，医疗机构病理科是疾病诊断的重要科室，负责对取自人体的各种器官、组织、细胞、体液及分泌物等标本，通过大体和显微镜观察，运用免疫组织化学、分子生物学、特殊染色以及电子显微镜等技术进行分析，结合病人的临床资料，做出疾病的病理诊断，具备条件的病理科还应开展尸体病理检查。

病理学诊断是病理医师应用病理学知识、相关技术及个人专业实践经验，对送检的患者标本进行病理学检查，结合有关临床资料，通过分析、综合后，做出关于该标本病理改变的性质判断和具体疾病的诊断，是公认的疾病诊断的"金标准"。病理学诊断为临床医师确定疾病诊断、制订治疗方案、评估疾病预后和总结诊治疾病经验等提供重要的和决定性的依据。

病理科需按照安全、准确、及时、经济、便民和保护患者隐私的原则，开展病理诊断工作。

二、病理科的管理要点

（1）病理科设置、布局、设备设施符合《病理科建设与管理指南（试行）》的要求，服务项目满足临床诊疗需要。

（2）病理科应当建立健全各项规章制度、岗位职责和相关技术规范、操作规程，并严格遵守执行，保证病理诊断质量。

（3）建立科主任领导的质量与安全管理团队，能够用质量与安全管理核心制度、岗位职责与质量安全指标，落实全面质量管理与改进制度，按规定开展质量控制活动，并有记录。

（4）病理科应该建立病理工作站和图文报告系统，包括标本接收、取材、大体图像采集、镜下图像采集、病理诊断、报告审核、档案管理等全方位电脑程序化管理，并将病理报告系统与临床电子病例系统、影像检查系统、超声内镜系统进行无缝对接，保证病理医生在诊断时有全面完整的临床参考信息。

三、病理科的质量控制与评价

病理科应当注重流程管理，建立质量管理记录，包括标本接收、储存、处理、病理诊断、报告发放、危急值报告以及试剂、耗材、仪器使用和校准、室内质控、室间质评结果等内容。质量管理记录保存期限至少为 2 年。

（一）建立病理工作站，使病理诊断流程的全程数字化管理

（1）临床医生在获取组织活检标本（手术、小标本活检、脱落细胞等）后，通过临床电子病例系统申请病理检查，送检标本采用二维码标签进行标记。

（2）专职送检员送至病理科后，取材医生通过接收工作站进行标本的核对，确认接收后，在取材工作站进行大体图像采集、标本描述、组织包埋盒标号打印。所有组织包埋盒经二维码扫描确认后移至脱水机进行组织处理。处理后的标本经技术员包埋切片染色，所有操作在制片工作站均有记录，最后交由诊断医生进行诊断。

（3）病理医生可以通过链接实时查询患者的其他辅助诊断的图像和结果、临床电子病例记录、手术记录等，采集典型病变图像，并最终做出正确的病理诊断。如需免疫组化等特殊染色，可以利用诊断工作站开立特殊医嘱，由专门技术员执行相关操作。

（4）最终报告经高级诊断医生审核后发出。所有环节无须纸质申请单，均通过工作站完成，并可以随时监测诊断过程。病理工作站会记录每次操作及报告修改，无专门权限人员无法进行程序的修改。另外，工作站可以进行工作量统计、质量分析、病案管理等多功能操作。对病理工作站进行合理的应用是保证病理工作有效进行的根本。

（二）制定临床病理检查病理诊断"危急值"报告制度

达到规范医疗行为，保障患者安全，提高医疗质量，提高临床诊疗水平，减少医疗纠纷。出现以下情况应按危急值报告处理：

（1）临床诊断未怀疑恶性肿瘤而病理诊断可直接明确诊断恶性原位癌的病例。

（2）术后石蜡切片诊断与术中冰冻诊断不一致。

（3）恶性肿瘤出现切缘阳性。

在首次病理诊断报告发出后，经重新取材、免疫组化、科内病理讨论后需重新修改病理报告，上级医院会诊与原诊断不符，需临床及时处理。

确认"危急值"后，病理科诊断医师应及时用电话报告相关科室的医师，双方必须复核患者信息和病理诊断结果，同时双方均应及时正确填写《病理报告危急值报告记录本》，防止差错的发生。

（三）认真开展室内质控

指定专人负责病理诊断质量控制，按规定参加室间质控。

（四）病理技术的质量取决于病理实验室的管理水平

只有认真科学的实验室管理，才能保证病理技术质量。特别是随着分子病理诊断项目的不断开展，使临床病理工作不仅限于单纯的疾病诊断，还涉及预后评估、靶向治疗及耐药分析等多方面。因此，必须认真做好实验室的室内和室间质控，确保分子检测的流程正确和结果的可信度。

第五节 药学部门管理

一、药学部门的任务和特点

（一）药学部门任务

医院药学部是为病人提供全程药学服务的主体。随着我国医院药学事业的不断进步和学科建设的发展，药学部的工作范围已不是简单的药品收发和调配，而是包含了药品供应、药剂调配、制剂配制、药物信息、临床药学和临床药理等多个领域。同时，它还是医院药品管理的职能部门，有依法做好医院药品管理和使用的任务。

1. 药学部依托医院药事管理委员会来做工作

负责药事管理委员会日常工作的部门，制定本院药事管理的规章制度，依靠委员会充分发挥其专业作用，对医院各临床科室、各用药环节进行监督，做好全院的药品管理工作。

2. 坚持质量管理制度，督促检查药政法规的执行

目前，各医院大多建立了质量管理体系及制度，对全院各个科室都有量化考核指标，定期进行检查考评，考评结果与科室绩效挂钩。药学部可以参与考核指标的制订，在考核指标中列入科室执行《药品管理法》等政策法规的情况，将各个管理项目作为质量考评的重要内容。通过这一方式督促检查全院药物的合理、规范使用情况。

3. 加强与临床科室联系，深入广泛开展药学服务

在临床广泛地开展药学服务，加强与临床科室的联系与合作。除开展临床药师的日常工作外，还可通过共同举办合理用药讲座、药物不良反应病例的申报等，促进医院药物治疗水平的提高。

（二）药学部门特点

药学部门属于医疗技术科室，具有专业技术性强、服务范围广等特点，并兼具部分药事管理职能。

1. 专业技术性强

药学部门药品供应和使用的重要环节，必须提供符合伦理和职业标准的药事服务，下设调剂、制剂和临床药学等专业技术部门。2011 年 3 月颁布的《医疗机构药事管理规定》中明确提出：药学部门应组织药师参与临床药物治疗，提供药学专业技术服务。医疗机构应建立由医师、临床药师和护士组

成的临床治疗团队，开展临床合理用药工作，提升药师的社会价值。

2. 服务范围广

药学服务既要面对患者也要服务于临床医护人员；既要提供从药品采购、供应到使用全流程的药学服务，又要负责药学信息及提供药学相关咨询服务。药师通过与患者和其他专业人员的合作，参与患者治疗计划的制定。

3. 管理职能

药学部门既是药品管理和使用相关政策法规的宣传者、执行者，又是对临床科室贯彻执行法规情况的监督检查者和医院相关管理制度制定的参与者，具有职能科室的部分管理职能。

二、药学部门的管理要点

（一）强化药品质量管理

药品质量管理指为了保证药品的质量和患者的用药安全，对药品的采购、储存、调配和使用过程中进行的质量管理。在药事管理与药物治疗学委员会的领导下，药学部门主任全面负责药品质量管理工作。为了强化药品质量管理，药学部设置药品质量管理组，负责医疗机构药品从采购到患者使用全过程中药品的质量，确保患者的用药安全。

1. 药品质量与安全管理组组成

在医疗机构药事管理与药物治疗学委员会下设药品质量与安全管理组，按照医疗机构药品质量管理相关的制度和管理规范，定期对药库、调剂部门和各临床科室的药品进行质量监督检查。

2. 药品质量与安全管理组职责

（1）药学部药品质量与安全管理组：调剂部门和药库均设立专职的质量管理人员，建立完善的药品管理和储存相关制度，各工作岗位分工合理、职责明确，各项规章制度完备并执行高效。各部门专职质量管理人员，定期对药品和相关设备进行养护和质量检查，有记录和整改措施。

药学部药品质量与安全管理组定期对临床科室的备用药品进行检查，包括药品外观质量、效期、储存条件、标识及使用登记等。检查中，如发现有质量问题药品或有效期短于 3 个月的药品，药学部及时给予更换。

（2）临床和护理药品质量组：临床备用药品是指存放于各病房、诊疗科室、急诊科和麻醉科等部门的急救车（箱）中供临床急救或特殊情况临时使用的药品。备用药品以抢救药和常用药为主，品种数量不宜过多。原则上，贵重药不允许临床科室备用。医务管理部门负责制定备用药品管理制度和领用、补充流程；品种和数量由护理部、门诊部等主管部门与各临床科室共同拟订；药学部负责配备药品。

临床备用药品应严格按照药品说明书要求，依据药品储存、保管的相关规定进行统一储存、规范保管，确保患者抢救时能及时准确、方便获取。病房不能储存高浓度的电解质药品。如果临床科室需要使用时，应确保病房储存条件满足相应的安全措施，以避免给药差错。由于某些具有高风险的药品（放射性药品）或存在滥用或误用可能性的药品（临床试验用药及急救用药），病房应建立制度明确该类药品的储存、使用和质量保障措施。对于高危药品、看似药品、听似药品、多规格和多剂型药品的存放处，病房应设有相应的警示标识。这些药品在储存期间，应保证原包装完整、可识别。在使用时应双人复核签字。

（二）提升药学服务水平

药学服务是药师应用药学专业知识向公众（包括医务人员、患者及其家属）提供直接的、负责任的、与药物使用有关的服务。近年来，我国药学服务正逐步与西方发达国家接轨，医院药学正向以患者为中心的药学服务全面发展与转变，从"保障供应型"转变为"技术服务型"。

1. 优质高效的药房调剂服务

医院药房应以药学专业知识为基础，以对患者用药负责为核心，开展药学职业素养教育，提升药学服务内涵、强化药师的服务意识。医院药房不仅为患者提供质量安全、合格的药品，更需要为临床医护人员和患者提供"一切以患者为中心"的优质高效的药学服务。

（1）处方/医嘱审核：《处方管理办法》中明确规定，药师审核处方时必须严格执行"四查十对"。当发现用药不适宜问题时，应及时主动将问题告知处方医师。有调查显示，56%的美国医疗机构要求调配高风险药物（如抗肿瘤药）时，需两个药师审核；32%的医疗机构要求高风险人群（如儿科患者）调配药品时，需两个药师审核。《医院处方点评管理规范（试行）》中指出，药师的医嘱审核可提高患者用药安全性和治疗效果。

（2）药物咨询服务：药房是展示医院药学服务的重要窗口，药物咨询是沟通药师与患者、医师之间的桥梁，是提高临床用药水平不可缺少的有效途径。

2. 临床药师保障患者合理用药

（1）临床药师下临床：临床药师通过参与查房、会诊和治疗方案的制订，对药物治疗提出合理化建议，为患者提供经济、适宜的用药建议，同时采取与患者面对面交流沟通的方式进行药学监护，使患者更易于接受用药指导，提高药学服务水平。

（2）加强用药安全监测：临床药师积极开展用药安全监测的相关工作，包括对药品不良事件的上报、处理，用药纠纷的协调、解决等。

（3）用药教育和药学信息服务：药师利用自身的药学专业知识指导患者用药，提高患者药物治疗依从性，可显著改善其疾病治疗效果。临床药师定期编辑出版《药学通讯》，提供药学情报咨询与合理用药等有关方面的药学技术服务，能够让医师及时、全面地了解药品信息。

3. 开展个体化用药服务

（1）治疗药物监测：临床药师根据患者的生理病理状况、遗传因素，结合治疗药物监测结果，为临床医生提出合理化用药建议。

（2）药物基因检测：国内基因导向个体化药物治疗正处于快速发展的阶段，以临床诊断和药物基因组学为依据，进行个体化用药将逐渐成为新的医疗模式。

（三）提高药学人员素质

1. 药师培养与药学教育

医院药房以提升药师药学专业知识为基础，通过多重途径加强药师专业技能培养，提升药学服务水平。药师不仅要熟悉药品，还要不断提高审核处方的能力，对患者药物治疗方案的合理性和安全性负责。

2. 临床药学人才培养

临床药学服务把医疗、药学、护理有机地结合在一起，建立规范化、多层次临床药学人才的选拔、培养和再教育模式，在现有人员中充分挖掘人才，选择专业基础好、有上进心的药学业务骨干，通过专业教育、专科培训和专项技能培养相结合等多种形式，定向培养满足临床对药师、临床药师和专科临床药师的多层次需求。

3. 执业药师资格制度

医疗机构应积极鼓励药师参加国家承认学历的各种教育及全国执业药师考试等，使药师在加强业务学习的同时，其自身价值能更好地被社会承认。

三、药学部门质量控制与评价

医疗机构应依据有关法律法规及药品质量管理规范的要求，应用现代化的信息技术，对药品供应、调剂和药品临床使用等环节实行全员、全过程的质量控制，建立系统的药事质量管理体系，确保患者获得质量可靠的药品并能够合理使用药品。根据《三级综合医院评审标准实施细则》规定，医疗机构应建立明确的药事质量管理控制指标，并定期对其完成情况进行评估、检查，对监测结果进行总结分析和通报，并有相应的整改措施、建议以及对整改措施、建议的执行和采纳结果等。

（一）质量管理体系构成

1. 药品调剂

药房质量管理日常管理包括药品质量、药品有效期、卫生及药品摆放、药品盘点、麻精药品管理和破损药品管理、药房卫生环境秩序、医患满意度、制度执行落实情况等，以处方调配差错率、药品账物相符率、药品供应情况、药品规范储存、药品效期管理、特殊药品管理、药品库存管理、库存药品周转率、药品报损率和医患满意度等作为重点。

2. 药库质量管理

涵盖规范采购、制度执行落实、库存药品金额管理、药品储存、药品效期管理和库存药品破损情况等。

3. 静脉用药配置质量管理

包括物料管理、配置管理、配置时间、配置准确率；配置中心（室）卫生环境秩序、临床满意度、制度执行落实和药品破损控制等。以静脉用药差错率和静脉药物配置管理等为重点。

（二）药品临床使用

通过临床用药医嘱审核系统、药品不良反应监测系统、临床用药决策和评价系统、临床用药信息化工作平台等信息化建设，促进实现患者合理用药的目标，将处方和医嘱合理性评价分析、合理用药咨询、药品不良事件报告、治疗药物监测及基因检测、临床药师工作考评体系等作为重点。

（三）质量评估与持续改进

1. 质量评估要点

（1）建立与质量相关的年度培训计划和记录等，采用质量管理工具对质量进行管理。积极开展各项与质量有关的培训工作，并设专人负责。

（2）制定及定期更新标准操作规程，包括药学部各部门、各岗位操作规程，包括药品采购—验收入库—仓储保管—药房发放供应—临床使用等各环节。

（3）质量管理组定期组织开展质量控制与评价，对药品效期、储存、特殊管理药品、账物相符率、人员管理、医师处方和用药医嘱的适宜性、ADR

报告等情况进行检查，对存在的问题提出质量改进意见和建议，对改进意见的实施情况进行追踪检查，以提高药事管理质量，降低风险发生。

（4）质量管理组织对重大质量事件应立即启动调查和评估，查找环节、流程等是否存在系统问题，分析系统、环境及个人因素，制定系统改进措施，跟踪评估改进效果，防止类似事件重复发生。

（5）采用统计数据、问卷调查、患者满意度等方法对药学部的质量控制指标进行评估和分析总结，找出问题并制定改进措施，将相关内容进行详细的记录。

2. 质量持续改进

质量持续改进目标一般可通过两种途径实现。一方面，当实施新过程、发生重要修改项目时，应由领导者自上而下的实施和管理质量持续改进项目；另一方面，在日常工作中发现问题，利用现有条件进行质量持续改进活动，鼓励员工自下而上地组织开展如药学部门各班组开展的"品管圈"活动等。

尽管组织者不同，但质量持续改进工作都基本遵循相同的流程：发现问题和关键点—分析查找主要原因—确定拟改进的项目—制订改进方案并经审批—实施改进方案—实施效果评价—处置和标准化。

3. 质量管理工具和改进方法的应用

医疗质量的持续提升应该全面应用医疗质量改进管理工具，包括戴明循环（PDCA）、追踪方法学（TM）、品管圈活动（QCC）、根本原因分析（RCA）、基准杠杆原理（BMK）和失效模式效果分析（FMEA）等。上述管理工具之间具有密切的关联性，在医疗质量持续提升过程中应选择综合运用，促进医院形成医疗质量的持续改进和强化医疗安全的长效机制，其中戴明循环（PDCA）和品管圈活动（QCC）在医院药学领域应用得比较多。

（1）戴明循环（PDCA）：将 PDCA 循环运用于药学管理实践中，建立药事管理长效机制，提高医院药品采购、药品调剂及使用、麻精类药品及急救药品、抗菌药物临床应用和药物安全性监测等管理工作绩效，加强药学部门与医务、护理、感染控制和临床等多部门间的协作。

（2）品管圈活动（QCC）：药学管理实践证明，品管圈活动适合在医院药学各部门开展，通过其自下而上的执行过程，实现药学人员的自我管理，充分调动药师工作积极性，对于药学部门和参与药师具有双赢的作用，可以全面降低科室的运营成本，培养药师的问题意识和解决问题的能力，增加成就感，提升团队精神。

（四）质量管理信息系统建设

药学部门质量管理信息系统的建设要从以药品为中心，过渡到以患者为中心的发展方向。面对临床，体现合理用药特色；面对药品，体现现代物流特色；面对患者，体现用药体验特色。医院信息化建设是医院发展的重点，充分利用信息系统，实施信息化质控管理，是药学部门质量控制的发展趋势。

根据国家医疗质量管理与控制体系建设《医院药事管理质量控制指标（2015 年版）》《处方管理办法》《医疗机构处方点评规范》和《三级医疗机构合理用药指标（2011 年版）》等，建立药学部门质量管理信息系统时，应重点涵盖药事管理、药品安全、药品物流、调剂服务、临床药学服务、药学研究和药师教育等内容。信息系统要能对主要质控指标进行实时限定、监控、统计、分析、处理。主要包括以下内容。

1. 现代物流平台

现代仓储物流管理系统、温湿度监控管理系统、药品供应链系统、全程用药溯源管理体系和自动化药房等。

2. 合理用药平台

临床用药监控预警系统、协议处方和智能医嘱模板、医嘱审核系统和网络平台、智能化分级药学监护系统、药物不良反应触发器系统、临床用药决策和评价系统及临床药学信息化工作平台等。

3. 临床药学平台

药师服务系统、电子药历系统，包括住院患者用药评估登记表、住院患者医嘱重整表、住院患者药学监护日志、住院患者用药指导单和住院患者转科药学监护小结等。

4. 用药体验平台

特需药学服务系统、慢病患者药学服务系统、用药咨询服务网络系统、慢特药患者朋友圈模式和互联网处方药销售模式等。

第六节　输血科管理

一、输血科的任务和特点

医疗机构输血科（血库）是医院内重要医疗工作部门，主要负责临床使用的血液成分的储存、输血前免疫学检测、血液发放、输血不良反应处理以及与输血过程相关质量控制和管理，其工作特点结合了临床用血管理、输血相关实验室检测技术和临床输血治疗等多方面内容。输血科主要的工作任务包括如下内容。

（一）输血管理

输血治疗过程安全用血管理、合理用血管理、输血实验室管理、应急用血和输血不良反应管理、输血相关生物安全管理、输血信息化管理等。

（二）输血技术

输血相容性检测技术、特殊血型抗原抗体检测技术、血小板和白细胞相关抗原抗体检测技术、输血相关止凝血检验技术、血型抗体致胎母免疫相关疾病检测技术。

（三）输血治疗

自体血液采集技术、血细胞单采和去除技术、血液低温保存技术、血浆置换术等。

（四）组织用血单位会诊

临床用血相关工作会诊。

二、输血科的管理要点

通过科学有效地进行输血科管理，能推动医院临床用血工作的整体发展，以期达到科学、合理、安全用血的目的，实现社会效益与经济效益双赢。临床输血科管理工作的重要措施如下。

（一）完善输血科管理制度

制定完善输血科管理制度是确保输血安全的重要措施，医院输血科管理必须严格执行《中华人民共和国献血法》《医疗机构临床用血管理办法》《临床输血技术规范》等相关法律法规要求，完善输血相关文书及检测程序，并设计对应的记录表单，实现对患者及医护人员保护，避免因输血带来医疗纠纷。其他相关管理制度还应包括科室交班制度、岗位责任制度、双签名制度等。输血科还要建立完善的文件管理系统，做好输血关键环节信息的记录工作，以供查找。

（二）加强输血质量与安全管理

（1）制定《临床用血工作流程》《临床用血考核管理办法》及《临床用血管理委员会制度》等相关规章制度。医院临床输血管理应当充分发挥临床输血委员会的重要作用，对临床用血重要环节的管理制度、血液保护新技术、输血指南等与用血相关的重要信息经过审核后发挥作用。

（2）建立相关的质量监督及考核制度。对医师及相关护理人员的临床用血过程进行监督与考核，确保输血的安全和合理，严格控制成分血的比例，并实现输血工作质量的持续改进和提升。

（3）制定输血质量管理量化考核制度，提高工作人员岗位责任感，以确保输血工作的质量管理。

（4）输血科内部质量管理应当建立质量管理小组，制定质量管理制度和监督检查的标准，充分发挥质量管理小组的监督作用。通过奖罚分明，充分发挥质量管理制度对临床安全用血的保障作用。通过不断完善质量管理体系，充分发挥先进技术及人才在输血工作中的作用，提高医院输血科管理的有效性。

（三）建立合理的人员培训考核制度

人员培训和考核是保障血液合理有效使用的有效保障，临床用血人员培训对象应针对临床用血的临床医护人员和输血科实验室人员，培训的内容应包括法律法规、临床用血相关管理制度、成分输血、输血不良反应和应急用血等，并有考核制度以保证培训质量。

（四）保证良好的环境

由于血液及其制品具有很强的特殊性，要求其必须保存在清洁的环境中。在输血科管理工作中，应该将输血质量安全管理放在首位，良好的空间环境是确保输血安全的前提，对工作质量有保障作用。输血科应该根据要求将实验室正确分区，包括其污染区、半污染区及清洁区。重点对配血室、储血室、发血室及实验室等与输血相关的区域进行清洁消毒。在技术规范要求下对输血科专用的冰箱进行定期消毒与养护，并使其保持在恒温状态。临床用血输注完毕后，应根据要求将血袋送回输血科。

三、输血科的质量控制与评价

随着网络科学技术的不断发展，信息化技术在各领域中的应用也越来越广泛，提高输血科管理信息化程度是实现管理工作高效性的重点，这就要求建立一个专门的输血科管理系统，即信息网络平台，在输血科管理系统中再设置血库信息管理系统。输血科管理系统主要负责血液资源的管理，血液信息系统包括血型检查登记、血型检查报告、抗体筛选检验报告、血液入库、血液储存、血液供应及其他输血科管理等方面的内容。输血科管理系统能及时为输血科工作人员提供准确有效的工作环境及工作手段，确保血液的质量满足各科室的需求，从而保证患者的用血安全。输血科系统及血库信息系统作为医院信息系统中的子系统，血库信息系统能有效地促进输血科管理工作的进行，可以随时提供血液信息，还能通过对患者用血资料及用血过程中所出现的各种情况进行整理，形成信息资料档案，确保患者用血安全。血液管理与医院之间的内部联网能减少医院的工作量，还能有效降低医疗事故发生率。

（一）临床用血管理

（1）临床输血标本审核率，标本合格率，标本保存率。

（2）输血申请单和输血治疗同意书合格率是否符合要求。

（3）血液发放交接是否符合要求。

（4）血液暂存温度和条件是否符合要求。

（5）输血前核对细节管理是否完整全面。

（6）血液成分输注过程是否符合要求。

（7）输血不良反应是否及时观察、处理并记录。

（8）严重不良反应是否有原因分析和预防及改进措施。

（9）是否及时进行输血疗效评估，未达到输血疗效是否及时寻找原因。

（10）应急用血流程是否能够保障血液及时使用。

（11）相容性输血是否符合要求。

（12）大量用血是否按要求审批，并及时分析大量用血合理性。

（13）成分输血率是否达标。

（14）输血适应证合格率是否达标。

（15）是否实施输血科信息化管理，信息化管理是否涵盖输血全过程，是否能完成输血的闭环管理。

（二）输血技术管理要点

（1）输血科人员数量、人员配置是否符合要求。

（2）输血科房屋流程是否符合要求。

（3）输血科设备是否满足临床用血要求。

（4）临床用血标本合格率是否符合要求，不合格标本是否定期分析原因，并制定对应改进措施。

（5）血型复核准确率是否达到100%。

（6）输血相容性检测是否达到100%。

（7）血液预约入库出库记录是否完整。

（8）血液库存是否符合医院用血要求，是否建立了血液库存预警系统。

（9）血液储存温度是否符合要求、血液储存设备温度是否有连续监控。

（10）输血相关试剂耗材要在有效期内使用，并执行质量控制。

（11）输血科仪器设备是否进行有效维护校准。

（12）出现输血不良反应是否及时反馈。

（13）是否制定输血不良反应实验室处理程序。

（14）是否开展了节约和合理用血新技术。

（15）是否建立了疑难血型、特殊血型患者的处理程序和用血指导程序。

（16）是否参加省级以上输血相容性试验室间质量评价并结果合格。

（17）医疗垃圾管理是否符合院感要求。

（18）是否使用输血科信息化管理系统。

四、输血信息化系统要求

在信息化建设快速发展的今天，一套系统、完善、规范输血科信息管理系统，将为临床输血管理提供安全、可靠的保证，并不断提升科室的工作效率。输血科的信息管理系统作为医院信息系统的一个子系统，应是一个相对独立同时较为开放的系统，基本的模块功能包括：①输血申请管理；②输血审批管理；③血液入库和库存管理；④配血与出库管理；⑤用血信息查询；⑥输血不良反应管理；⑦血液制品管理；⑧输血检测管理；⑨统计、查询等。同时还应该支持与医疗管理相关的如科室或者医生用血查询、单病种用血查询、用血时限查询等功能，实现在信息安全的基础上与血液中心交换信息、检验科信息管理系统、医院信息管理系统进行多网连接功能。

输血科借助信息化手段管理血源，取代手工作业，保障信息录入的准确及时性，合理分配血液库存，保证临床急救和临床科室的治疗用血，提高了血液应用时的工作效率，同时管理也更加规范。

第九章　物价管理

物价是任何一个社会运行都必须考虑的问题，不管是公平竞争市场调节下还是计划经济政府指导下的物价管理，都是社会管理的重要组成部分。由于医疗服务价格直接关系到民生，乃至社会稳定，所以大多数国家的医疗服务价格主要是在政府部门的行政干预下或与医保机构的谈判过程中形成的，少部分特需医疗服务价格由市场调节形成。对于医院管理而言，物价管理则尤为重要，因为直接涉及医院的运行效率和运行能力，所以作为医院管理者必须掌握、关注所有的物价政策，并且认真分析、审慎解读相关条例。物价政策得到全面落实和有效监管，才能保证医院的正常运行。

第一节　中国医疗服务价格现状

中国庞大的人口数量问题、近年加剧的老龄化问题、"二孩政策"的影响和人们对健康需求的不断增加，使我国的医疗服务需求在"质"和"量"上均保持了增长态势。长期以来极低的医疗服务价格促进了药品、耗材价格的不断攀升，省辖区域内统一定价导致县、市、省级医院服务价格无明显差异，"同价不同质"的医疗服务势必造成"小医院门可罗雀，大医院人满为患"的突出矛盾，导致社会上"看病贵、看病难"的呼声不断出现。为此，国家大力推进医药卫生体制改革，通过"放开部分医疗服务价格""放开药品价格""取消药品加成""分级诊疗""医师多点执业"等举措积极调整医疗服务价格，促进医疗资源合理分布；通过"统一招标""阳光采购""两票制"等方式尝试有效降低药品和耗材的虚高价格；建立覆盖全民的基本医疗保障制度，实现"医保全覆盖"的同时，通过医保基金全国统筹等管理办法保障医保基金的合理使用，促进中国医疗卫生事业的健康发展。

一、国外在改进医疗服务体系方面的探索

全民健康与国家发展战略密切相关，是各国政府极为关注的民生问题。为了建立一种完美的医疗服务体系，世界各国都做了积极的、持续的尝试和努力，特别是对承担着保障国民健康主要职能的公立医院运行机制和付费管理等方面都实施了重大举措和创新。

英国是世界上第一个实行全民医疗的国家，国民医疗费用的 80% 来源于中央财政收入。20 世纪 90 年代，英国政府增加了对公立医院的财政投入，极大激发了医务人员的积极性和创造性。医疗技术水平提高的同时也带来了医疗费用增长过快、过度医疗等不利影响。为控制医疗费用上涨，改革医疗支付方式，实行"按结果付费"，通过把医院的预算和医疗服务效率等指标挂钩的方式控制医疗费用的增长。

二、中国在推进医药卫生体制改革中的举措

我国的医药卫生体制改革始于 2000 年国务院颁布的《关于城镇医疗卫生体制改革的指导意见》。自此，医疗机构分为营利性与非营利进行管理，营利性医疗机构的医疗服务价格放开，即实行市场调节价。2007 年，在党的十七大报告中明确提出了"人人享有基本医疗服务""坚持公共医疗卫生的公益性质"等，进一步明确了新医改的指导原则。2009 年 3 月，《中共中央 国务院关于深化医药卫生体制改革的意见》和《医药卫生体制改革近期重点实施

方案》先后出台。《意见》提出了"有效减轻居民就医费用负担，切实缓解'看病难、看病贵'"的近期目标以及"建立健全覆盖城乡居民的基本医疗卫生制度，为群众提供安全、有效、方便、价廉的医疗卫生服务"的长远目标。

2016年12月27日国务院印发《"十三五"深化医药卫生体制改革规划》，进一步完善和落实医保支付和医疗服务价格政策，调动三级公立医院参与分级诊疗的积极性和主动性，引导三级公立医院收治疑难复杂和危急重症患者，逐步下转常见病、多发病和疾病稳定期、恢复期患者。鼓励打破行政区域限制，推动医疗联合体建设，与医保、远程医疗等相结合，实现医疗资源有机结合、上下贯通。以资源共享和人才下沉为导向，将医疗联合体构建成为利益共同体、责任共同体、发展共同体，形成责、权、利明晰的区域协同服务模式。探索通过医师多点执业、加强基层医疗卫生机构药物配备、对纵向合作的医疗联合体等分工协作模式实行医保总额付费等方式，引导医疗联合体内部形成顺畅的转诊机制。医疗服务作为一种刚性需求，受价格波动的影响较小，由政府确定公立医院的医疗服务价格无疑是稳定医疗服务市场价格的有力抓手。政府统一定价时，一方面应遵循一定的价值规律，合理体现医务人员的技术劳务价值；另一反面应建立动态的价格调整机制，符合社会的经济发展规律。合理的医疗服务价格能够激发医务人员的积极性和创造性，同时鼓励优秀学子积极投身医疗卫生事业，确保医务人员技术水平和综合素养不断提升才能为患者提供更加优质的医疗服务，更好地促进中国医疗卫生事业的健康发展。

第二节　物价管理工作的重要性

医院物价管理一方面关系到国家物价相关政策的正确解读与全面落实，另一方面关系到医院提供医疗服务的有偿转化和医院自身的运行与发展，如何实现两者的相辅相成与规范统一是医院物价管理工作的重点。

一、严格执行物价政策，避免出现收费纠纷，营造和谐的医患关系

医疗收费本质上是医患双方的一种劳务交换方式，但不同于一般的行业性收费，具有极强的政策性和专业性，关系到医院的诚信与发展。因此，医疗收费管理是医院物价管理的一项重要内容，通过对所提供的医疗服务项目、药品及单独收费医用材料的价格监管，保证物价相关政策的准确落实，积极维护医患双方的合法权益，避免患者对收费产生误解或由此引发医患纠纷。

医疗收费由于受到专业性限制和医患双方信息的不对称的影响，导致患者对有些诊疗项目不了解，同时疾病诊疗过程的个性化和差异化又决定了医疗收费的复杂多变，所以物价主管部门规定，医疗收费必须为患者提供结算清单服务，收费项目要与医嘱、诊疗记录保持一致，合理体现收费依据。在实际工作中，医嘱不规范或诊疗记录不及时可能造成收费依据不足；收费与诊疗过程无法同步也易导致收费差错，如诊疗后收费容易发生漏费或医院追费困难的情形；事前收费常因医嘱变更频繁造成退费、核费的困难。因此，仅从收费准确性来说就需专职人员对住院患者的收费情况进行认真复核；从物价政策的解读上更需专职人员严格把握、谨慎解读，防止比照收费、分解收费、重复收费等违规收费现象的发生。物价主管部门目前暂无行之有效的方式对整个庞大的医疗行业实行完善的收费监督机制，不定期的物价检查尽

管耗费大量的人力，也很难面面俱到，因此要求各医疗机构必须做好医疗服务项目、药品、耗材的价格公示，要求在医疗机构内部设立物价管理部门，积极做好医疗收费的自检自查，监督、指导物价相关政策的全面落实。物价管理工作情况已被卫生计生委等相关管理部门纳入对医院的总体考核与评价，政府通过民心网、投诉中心、举报电话等多种渠道倾听百姓对医疗服务的呼声，积极开展物价管理与监督工作。

二、积极开展物价论证，组织临床合理收费，大力支持新技术开展

医疗新技术、新项目是医疗技术不断提升和发展的内生动力和源泉，暂时未定价的医疗服务项目要积极组织立项申报，争取尽快审批，合理体现医务人员的技术价值，推动医疗新技术的快速发展与成果转化。

三、规范耗材收费，降低医院成本，配合医保控费

加强医用卫生材料的收费审核管理，对于不符合物价规定的耗材，不允许在医疗服务项目外单独计费；避免相对高值的护理材料和止血纱布、医用胶等特殊手术材料的常规批量使用，尽量减轻患者医疗负担的同时也有助于降低医疗成本的支出，较好地促进医保控费工作的有效开展。

四、规范自主定价，参与成本测算，助力医改进程

随着各省陆续放开部分医疗服务项目的价格，公立医院在自主定价、合理体现医务人员劳务价值的同时应积极承担对市场调节价格的稳定和导向作用，全力配合相关部门落实控费政策。随着取消药品加成，"以药养医"模式的破除，公立医疗机构需要科学配置医疗资源、合理调整收入结构、强化内部成本管控，以保障医院的良好运行。医院成本管理将由以科室为单位向

以项目为单位转化，物价管理人员需对每个医疗服务项目的物资成本、人力成本等进行科学测算，促进医院总体运行成本的精细化管理。

总之，医院物价管理工作已经深度融合到医院的运行管理之中，并成为不可或缺的重要组成部分，完善高效的医院物价管理体系和机制将有助于我国医药卫生体制改革的顺利推进，促进中国医疗卫生事业早日迎来一个生机勃勃的春天。

第三节　医院物价管理

物价管理是社会管理的重要组成部分，更是医院管理的核心之一，如何执行和落实好物价政策，如何保证严格遵守物价规则的基础上，充分运用好物价政策，对于医院管理者来说尤为重要。

一、完善物价管理组织架构，保障物价政策全面落实

医院物价管理工作也称"一把手工程"，院长挂帅，逐层落实，形成有令必行、有禁必止、上下联动、齐抓共管的良好局面。

（一）医院成立物价工作领导小组

医疗机构的法人即院长担任医院物价工作领导小组组长，主管医疗工作与物资工作的院领导担任副组长，相关职能部门及临床二级学科的负责人担任组员，以保障物价相关工作的迅速准确落实。

（二）医院设专职物价管理部门

负责组织开展医疗收费、监督开展自检自查、综合协调物价管理相关工

作，定期向院领导汇报医院物价工作的进展情况。

（三）科室成立物价管理小组

科主任、护士长分别担任组长和副组长，负责监管本科室的医疗收费情况。通过定期进行物价培训、严格审核收费组套、认真整改质检问题、积极申报新增医疗服务项目价格等方式促进科室物价管理工作的不断完善。

（四）病房设专职物价员

每个病房根据床位情况设 1~2 名专职物价员，负责本科室住院患者的收费复核、解答患者的收费咨询及物价相关文件的管理工作。

二、细化物价管理工作职责，保证医院物价工作良性运行

（一）积极做好医疗服务项目价格公示，采用多种方式体现阳光收费

为方便患者了解医疗服务项目价格，全面落实政府物价主管部门的相关工作要求，积极建立并完善医疗服务项目价格的公示制度，以提高医疗服务价格的透明度、保障患者的合法权益、更好地接受社会监督。除为所有患者提供医疗收据和结算清单以外，还可以通过价格公示板、电子显示屏、收费查询机、自助挂号机、消息平台、挂号 APP 等多种方式做好医疗服务项目价格公示及物价告知工作。在门诊、住院收费处大厅的显著位置，设立医疗服务项目价格公示板，公示医院常用医疗服务项目的收费标准；在门诊收费大厅设立电子显示屏，滚动公示医疗服务项目价格及药品、单独收费医用材料的规格、产地、单价等信息；同时在门急诊、病房分别设置收费查询机，方便患者随时查询医疗服务价格的相关信息和医疗费用的清单明细。随着医院

信息化工作的不断完善，门诊患者还可通过就医卡在自助挂号机上查询相关收费信息；借助消息平台和挂号 APP，随时向门诊患者推送相关诊疗项目和药品、医用材料的收费明细。相关职能部门和临床科室须对价格公示与收费查询的相关设施进行妥善的维护和管理，医院物价管理部门定期对维护管理情况进行检查并实时更新价格公示的相关信息。

（二）定期组织开展物价培训与指导，打造专业的物价管理团队

物价管理工作政策性强、专业性强，需要在工作中不断地研读物价相关文件政策、不断地丰富物价相关专业知识，结合医疗过程准确指导临床收费。物价管理者须具有高度的责任心，同时具备一定的临床工作或财务管理经验，在工作中积极调研和深入思考，及时发现和解决临床的收费问题。根据收费质检情况定期进行全院收费培训与指导，新颁布的物价文件第一时间在院内办公网上进行公示并及时做好全院培训，重点对新成立科室采取入科指导，防止经验不足造成收费差错。"授人以鱼不如授人以渔"，要求各临床科室做好物价文件的建册管理，拟定科室常用收费项目目录，便于医护人员随时查阅收费依据；科室根据医院统一培训的物价内容及本科室医疗收费的实际情况定期开展物价知识培训，并对培训内容认真记录和整理，便于新入科人员自主学习。医院物价管理部门定期对各科室的物价培训情况进行检查，并将检查结果纳入当月的绩效考核。通过规范培训管理，提高医疗收费准确性的同时也增强了医护人员严格执行物价政策、依法收费的观念和意识，积极配合物价管理相关工作的有序开展，构建了医护人员理解支持、努力尽责的物价管理工作的新局面。

（三）严格管理物价系统，保证了医疗收费基础数据的准确性

为保证严格执行物价政策，从源头上做好物价系统相关数据的维护管理工作至关重要。医院物价管理部门须设专人进行收费基础数据的维护与管理，谨慎解读物价政策，保证医疗服务项目名称、计价单位、价格的准确录入，并对项目种类、收费依据（即相关物价文件号）进行备注。调整医疗服务项目价格的相关数据必须做好相关维护记录，部分数据的调整须经负责人审核后生效，确保系统数据的准确性。维护收费数据的同时通过对收费项目限定收费科室（如部分检验项目收费科室限定检验科）、医嘱术语限定执行科室（如中医治疗的医嘱术语执行科室设为中医科）等信息化方式，有效避免临床科室私自开展相关项目和不规范收费的发生。临床科室提出的医嘱术语及收费项目对照方案须经医院物价管理部门组织收费论证后，再由物价管理人员进行准确维护。为保证医疗收费工作的顺畅，必须定期筛查、停用物价系统中的弃用数据，每天检测物价系统的不稳定因素，如发现床位费未按时滚动计费，及时与系统保障部门沟通查找原因尽快补收。此外，定期深入病房检查指导科室收费组套的编制，避免收费差错。成立物价信息化小组，邀请具有物价管理经验的护士长加入，积极探讨医嘱审核、分解收费过程中的各个环节，促进物价管理系统的不断完善，保证医疗收费工作更加高效和准确。

（四）准确执行物价政策，严格办理医用材料的收费审核

中标的医用材料信息由物资管理部门录入物资字典；物价管理人员严格依据物价文件审核医用材料的注册证名称、产品组件构成及功能，并依据物资字典对允许收费的医用材料进行物价分类、选择加价规则、生成卫材收费项目；医保办对收费项目进行医保类别的维护。未经物价管理部门审核的医

用卫生材料无法向患者收费；首次使用的新材料办理收费审核时需使用科室填写医用材料收费申请，准确描述材料的用途和相应的治疗项目或手术术式，物价管理人员存档收费审核资料并详细记录办理卫材收费审核的相关情况，保证了医用材料收费的规范性。

为进一步提高医用材料收费的准确性，手术室的收费材料要全部实行条码管理，收费时扫描材料的条码同时完成入库、出库、收费的全过程，提高工作效率的同时也实现了高值耗材的零库存管理。将常用护理材料收费与本科室的库存情况绑定，即收取材料费用时系统扣除相应物资的库存数量，有效防止了医用材料的比照收费。

（五）规范药品采购流程，保证药品价格的准确性

严格按照国家药品购销的有关规定，在政府指定的采购平台上统一采购药品，并按照物价规定对中草药进行准确加价。药品从办理入库、出库、科室配送、窗口付药、集中配液、护士发药等环节全程实行条码管理，杜绝了药品收费的差错，保证了药品发放及使用的医疗安全。

（六）严格开展新增收费项目论证，规范科室新增收费项目管理

医疗新技术是医院赖以生存和发展的生命线，但对医疗新技术进行收费时必须进行充分的论证。科室开展新增收费项目前，需填写科室新增收费项目申请表，详细阐述医疗项目的操作过程、收费标准及另收费材料的情况，经医务部审核技术规范性、物价管理部门组织相关科室进行收费论证、医院物价工作领导小组审批通过后，由物价管理部门进行医嘱术语、执行科室等收费基础数据的维护，并对新项目审批的相关材料予以备案管理。

如医疗新技术尚未定价，医院以院发文件形式向政府物价主管部门申报

新增医疗服务项目价格，价格审批期间科室不得擅自收费；如医院暂未开展但临床急需的检验项目可与第三方检验机构合作，科室需填写开展合作检验项目申请表，经医院相关部门审批后备案管理。此外，医院首次采购的医疗设备、医用材料如涉及医疗收费，需在招标前进行收费论证，避免购置后无法及时收费情况的发生。

（七）全力做好医疗收费复核工作，遇到物价投诉积极化解

为确保住院患者医疗收费的准确性，要求临床科室设专职物价员负责对住院患者的医疗费用进行认真复核。除每天责任护士审核医嘱确认收费外，物价员负责对预约出院患者的收费情况再次进行全面复核，发现问题及时纠正；办理预约出院后，医生不得再开具检查、治疗等项目，避免收费差错；办理结算前由科室物价员向患者（或家属）告知住院费用金额，指导患者（或家属）查询收费明细，如无疑议医患双方签字确认；办理出院结算时，收费员需认真复核患者姓名、住院号、收费总额、保险类别、自费金额、特困减免情况等，并打印住院收费清单交患者（或家属）审核，如无疑议医患双方签字确认后办理结算。

为做好患者的物价咨询工作，及时化解患者的收费疑问与纠纷，重塑患者满意，物价投诉首先由医院物价管理部门负责接待和处理。解答患者的收费咨询一定要耐心细致，记录患者的投诉内容要翔实准确，以便与相关科室沟通反馈及快速解决问题。如投诉情况属实，应协助临床科室妥善处理，必要时向院领导报告投诉事项及处理进展；如投诉内容与实情不符，也要与患者做好解释工作努力消除误解；根据投诉内容拟定相应整改方案，定期总结有关内容，提醒临床科室积极避免类似情况的发生。

第四节　医院物价管理评价

为保证物价政策的准确执行，物价管理部门定期开展医疗收费自检自查，负责监督指导临床科室做好物价告知和收费复核，同时拟定物价考核办法并将评价结果纳入科室当月的绩效考核。

一、规范物价管理工作，严格开展医疗收费质量检查

每月侧重对大额住院病历、危重及死亡病历的收费情况进行抽检；关注综合急诊患者的收费情况；每月召开物价例会，反馈质检中发现的收费问题并就普遍问题予以全面指导，避免问题重现。每季度深入病房检查收费复核记录、查询机的使用及物价培训工作的落实情况，促进科室尽快完善物价管理相关工作。针对新发布的物价文件及时公示并做好全院传达和培训；根据物价培训内容拟定物价测试题目，定期开展物价知识考核；年中、年末要求科室上报物价工作总结，着重描述科室物价工作亮点及对物价管理工作的意见和建议，促进医院物价管理工作的不断提升和完善。

二、制定考核内容和考核标准，引导临床积极做好物价工作

制定物价考核内容，针对多收费、少收费、比照收费、分解收费、重复收费、自立项目及超范围收费等均视为不同程度的违规收费行为。收费必须依据医嘱及其执行情况，无医嘱或执行记录的收费视为多收费；有医嘱有执行记录但无收费者视为少收费；收费项目仅与医疗操作部分符合或不符合者视为比照收费或分解收费等；病房设专人进行医疗收费的复核并做好相关记录备查；对出院患者的费用复核后须履行医患双方收费确认签字，患者对收

费无疑义，方可办理出院结算；科室应耐心解答患者的收费咨询和投诉，必要时报告医院物价管理部门帮助协调解决；在门诊、病房等医疗服务区内，禁止现金交易；严禁以各种理由擅自随意收取患者的医疗费用；认真履行物价告知，严格执行贵重药品和贵重医用材料的签字确认制度；未经医院相关部门审批的新增服务项目严禁擅自进行收费；科室护士长或物价员定期开展医疗收费相关指导并做好培训记录；物价管理部门每月对质检等情况进行反馈，要求责任科室按时参会并尽快纠正与整改。

制定物价考核标准，针对违反物价政策及医院物价规定的科室，视差错程度予以不同的扣分处罚，对物价管理较好和支持物价工作的科室予以适当加分奖励。扣分情况主要包括未严格执行收费标准，擅自比照收费、分解收费、随意乱收费等违规收费行为；因收费不合理，引发患者有理投诉或造成赔偿者；在医疗服务区内进行现金交易，情节严重影响较大者将取消季度或年底评优资格；对已发生过或投诉过的严重收费问题，要求整改后再次发生者；未经医院物价管理部门允许擅自收费者；禁止单独销售医用材料，情节严重影响较大者取消季度的评比资格；其他未履行医院物价管理有关规定的行为也予以适当扣分。加分项目包括对填补院内空白的"新增医疗服务项目"申报及时合理的科室；重大检查（管理年、物价检查、诚信杯）时，获得检查部门表扬的科室；院内医疗收费自检自查连续一个季度未出现问题的科室；科室物价管理工作不断创新，提出创新性建议者；对医院物价问题发现及时并上报，提出改进性建议者；科室物价知识培训工作落实到位、年终物价知识考核成绩优异者；科室主任、护士长或物价员，被邀请参与医院物价培训或经验交流者均予以不同程度的加分。科室得分情况将直接纳入当月的绩效考核，激发了员工改进和提升科室物价工作水平的热情和动能。

信息化建设是实现医院物价管理工作不断完善的关键。智能化收费复核系统能够在事前、事中提醒医务人员收费差错，大幅度提高收费复核工作效率的同时也节省了大量人力，保障医疗收费准确性的同时也降低了医院的运行管理成本。

第十章　医患关系管理

人与人、团体与团体之间的关系是社会运行的重要环节，医患关系是其中最为重要的关系之一，任何一个治疗都有其两面性，任何一位医护人员、任何一位患者都有其个性的特殊性，这些都造成医患关系的复杂性。医患关系又涉及社会、民生、政府，更显其重要，医院管理者必须充分认识构建和谐医患关系的重要性，才能保证医院平稳、可持续运行。

第一节　医患关系概述

一、医患关系概念

医患关系是医疗行为过程中人与人相互之间最重要、最基本的人际关系，是指医护人员在医疗和护理过程中与患者及其家属建立起来的特定人际关系。

医患关系有狭义和广义之分。狭义的医患关系是指医生和患者之间为了维护和促进健康而建立起来的特定的医患个体之间的关系；广义的医患关系是指以医生为中心的群体（包括医生、护士、医技人员、医务行政管理人员等）与以患者为中心的群体（包括患者及其家属、亲戚、监护人以及患者单位的同事或领导等）在医疗活动中所建立的特殊人际关系。

二、医患关系属性

医患关系并非单纯的消费关系或医疗服务关系，其性质可以概括 6 个方面。

（一）伦理道德关系

医患由于所处地位、环境和受教育程度的不同，往往对医疗行为方式和效果产生不同的理解和看法。为了协调医患之间的这种差异，必须共同遵守一定的道德准则和规范，形成医患之间的伦理道德关系。只有医患双方同时按医学伦理和社会道德约束自己的行为，才能建立和维护良好的医患关系。

（二）经济利益关系

我国医疗体制中引入了市场机制，医疗卫生事业的运行和发展要遵循市场机制，既然离不开物质条件，也必然受到经济效益的影响。医疗体制改革推进了医疗资源的合理配置，也决定了医患之间具有的经济关系。医患双方在医疗行为中都有各自的需要，医生消耗脑力和体力劳动为患者提供医疗服务，需要获得物质上的经济利益和精神上的心理满足。患者支付医疗费用，期望得到优质的医疗服务，满足身体康复的需求。医患之间的这种经济利益关系就由此产生。

（三）法律关系

医疗法律关系是法律关系中的一种特殊类型，源于医务人员受患者的委托或者其他原因，对其实施诊断、治疗等行为而形成的一种法律关系。随着医疗体制改革和依法治国的不断推进，医患法律关系会在内涵和外延上发生相应的变化。医疗卫生相关的法律法规是保护医患双方利益的准则，医患双方在就医过程中必须共同遵守。医患双方均受法律法规的保护和监督，医患之间的法律关系是社会文明的表现，也是社会进步的象征。

（四）服务与被服务关系

医患双方需明确各自的角色关系，明确各自的权利和义务，双方应以正确的态度认识服务与被服务的关系。服务与被服务关系是一个整体，相互依存，缺一不可，正如诊疗行为一样，需要医务人员与患者共同参与和配合。医务人员要做到一视同仁，全身心投入到为患者健康服务的行动中，反过来患者也要积极配合检查和治疗，共同完成医疗服务。

（五）科学技术关系

医学是一门专业性超强，以生命科学为主，辅以其他科学技术手段的学科。医疗工作关系着患者的生命安危和健康利益，医务人员不仅要通过自身掌握的医学知识和医疗技术为患者诊治疾病，同时还要不断探究，为医学科学的不断发展作贡献。

（六）行为关系

行为关系是指医患双方在服务与被服务的医疗活动中伴随医学技术关系而发生的行为关系，比如思想、情感、表情、语言等行为，这些行为既能够为建立和维护医患关系的助力，也能够损坏已经建立起来的医患关系。因此，医患双方在医疗过程中都要注意规范自己的行为，以促进建立和谐的医患关系。

三、医患关系特征

医患关系是在医疗过程中产生和发展起来的一种双向的、特定的人际关系。医疗本身所具有的特殊性决定了医患关系的特殊性。

(一) 时间特殊性

患者的健康状况决定了医患关系的时间特殊性。医患关系并非无时无刻存在或一经存在便永不消失。只有当健康或生命出现问题时，患者才会因就医而发生医疗行为，由此产生医患关系。而当身体康复或死亡时，医患关系便就此解除。

(二) 环境特殊性

医疗工作地点决定了医患关系的环境特殊性。绝大多数的医患关系建立在医院、诊所和社区等特定环境中，当然也有少数建立在家中，比如家庭病房。它之所以特殊，是因为医患双方对环境的熟悉度存在差异性，医务人员更熟悉，而对于患者来说医院更陌生。

(三) 身份特殊性

医务人员的职业性质决定了医患关系的身份特殊性。医务人员执业权利是依法经过考核和注册取得的，医生、护士等是他们的职业。患者是指患有疾病或健康受到危害的人，没有固定和特指的职业。医患关系双方身份是有差异的，医务人员是通过学习、培训，按照国家相关法律法规，具有执业资格的专业技术人员，有着丰富的医学专业知识。患者来自各行各业，有着各自领域的专业素质，却缺乏医学相关知识，所以就对医疗行为的认识来讲，医患双方的关系是不对等的。

（四）目的特殊性

医务人员和患者的不同价值需求决定了医患关系的目的性。医务人员的目的是诊治疾病、救死扶伤，在医疗过程中实现自我价值，为医学事业发展和人类健康做贡献。患者是为了解除病痛，恢复健康，延续生命。

四、医患关系的模式及类型

医患关系是一种特殊的社会关系，受到社会生活方式、生产方式以及社会道德和思维方式的影响。医患关系表现为不同的模式和类型，目前普遍认同的是萨斯—荷伦德模式。美国学者萨斯和荷伦德在《医患关系的基本模式》中，按照医疗行为中医务人员主动性的大小，将医患关系划分为3种基本类型。

（一）主动—被动型

医务人员处于主动地位，其权威性充分肯定；患者处于被动地位，不能对治疗过程提出异议。类似"父母与婴儿"关系，其特征是"为患者做什么"。该类型有利于发挥医务人员的积极作用，特别是在治疗昏迷、休克、严重精神障碍、严重智力低下及婴儿等难以表达主观意志的患者具有一定效果。但由于这种模式完全排除了患者的主观能动性，对于能够进行自主行为思考的患者则会影响其治疗效果。这种模式对医务人员的责任感、医德和沟通技巧要求较高。

（二）指导—合作型

指导—合作型医患关系是最广泛存在的一种医患关系模式。医生具有权威性，扮演指导者的角色；患者接受医生的指导，与医生密切合作，并对医疗效果提出意见和要求。类似"父母与少年"关系，其特征是"告诉患者做什么"。该模式医患双方产生的各种心理相互作用，不仅能充分发挥医生的主观能动性，更能够调动患者的积极性，及时反馈治疗效果，有利于提高诊治水平，被广泛使用，特别是对急性患者或病情较重而头脑清醒的患者效果更好。

（三）共同参与型

医务人员和患者相互平等，具有大体等同的主动性，双方各自发挥积极性，相互支持，相互协同配合，共同参与医疗并实施方案。类似于"成人之间"关系，其特征是"帮助患者恢复健康"，适用于慢性病、心理障碍和心身疾病，也适用于其他疾病，多见于长期患有慢性疾病且具有一定医学科学知识的患者。该模式更加充分地调动了医患双方的积极性，对提高诊疗水平，提升治疗效果，建立良好的医患关系具有现实意义。

随着现代医学模式由生物医学模式转变为生物—心理—社会医学模式，医患关系也逐步从传统的医方主导、患者盲从的模式向医患平等、相互尊重、共同参与的新型模式转变，由生物医学模式主导下的"主动—被动模型"发展为"指导—合作模型"或"共同参与模型"。

第二节　医患关系的发展与演变

医患关系既是一种人际关系，也是一种历史关系。医患关系在社会发展的不同历史时期处在不同的状态中。医患关系历史演变包括古代、近代、现代三个阶段。

一、古代医患关系

中国古代的医患关系深受儒家思想影响，建立在仁爱和道德信仰之上，医患相互信任、相互认同，表现为直接、稳定和主动的关系。

中医承载着中国古代人民同疾病作斗争的经验和理论知识，起源于原始社会，成熟于春秋战国时期，历代均有总结发展，在古代朴素的唯物论和自发的辩证法思想指导下，通过长期医疗实践逐步形成并发展成医学理论体系。

儒家思想和宗法礼教文化背景催生出的中国古代医患关系具有其特殊性。在儒家思想"仁、义、礼、智、信"影响下，医学技术与伦理道德紧密结合，孕育了一代又一代"大医精诚"的儒医，也由此形成了我国古代医患关系最大的特点——"仁心仁术"。

古代医生行医方式以主动形式为主，常常到患者家中出诊或游走行医，这种主动性特征能够拉近医生与患者之间的距离，既方便患者，又增加患者对医生的亲近感和认同感，同时医生也能充分了解患者的身体和心理病症、生活环境和家庭状况，提高诊治的准确性，建立医患之间的情感关系。

二、近代医患关系

近代医患关系特征：物化趋势、分解趋势、分离趋势。

随着实验医学兴起和科学技术进步，大量诊疗设备的介入使医生的诊断、治疗越来越有效，医生对这些设备的依赖性逐步增强，医疗机器使医患之间的联系产生了隔阂，制约了医患之间在情感和思想上的交流，医患关系在很大程度上被物化、分解和分离了。医生更重视疾病本身，而疾病和患病的人被分割开来，自然的人与社会的人、生理的人与有思想和情感的人被割裂开来，造成医患关系的分解和分离。医患关系的物化、分解和分离趋势要求医务人员加强职业道德修养，在应用高新技术中关心病人、尊重病人、融洽与病人之间的关系。

三、现代医患关系的发展趋势

随着西方近代科学和医药学传入，现代医患关系随之发生变化。早期主要传入浅显的解剖和生理知识，影响有限。到了19世纪初，随着牛痘接种法以及眼科技术的传入，西医的影响逐渐扩大，加之中国近现代战乱纷争不断，西医的外科手术和抗生素技术传入中国并被广泛应用，教会医院从中国沿海进入内地，从而为西医在中国的发展奠定了基础。

现代医患关系特点：权利意识的觉醒与医患关系民主化，医疗手段技术化与医患关系距离化，社会生活医学化与医患关系扩大化，卫生资源匮乏与医生责任社会化，市场经济与医患关系商品化。

随着中国社会的变革和医学科学技术的发展，现代医患关系也发生着实质性的变化，其发展趋势主要呈现出以下特征。

（一）医患关系技术化

21世纪以来，科学发展产生的高科技和新技术也广泛应用于医学领域，临床上对疾病的诊断和治疗能力不断提高。然而高科技在辅助人们诊治疾病的同时，导致医务人员对先进技术的膜拜和依赖。技术化不是医疗的全部，医疗不只是药物、手术和新技术，更需要医生对患者生命的关爱、心理的安慰和人文的关怀。尊重和理解才能够拉近医生与患者之间的距离。

（二）医患关系市场化

尽管医疗服务不是商品，但市场对医疗领域的渗透却是日渐增强。市场机制为医学发展带来了巨大推动力，同时，市场机制的干预也对医疗行为产生了负面影响。我国医疗体制改革进入深水区，尚有一些不完善的地方。部分人把市场经济"等价交换"的原则直接移植到医患关系中，使本来纯洁的医疗行为变成了与患者交换的筹码，加速了医患关系的恶化。

（三）医患关系民主化

传统的医患关系中，患者充分认可和高度信任医学和医生。随着社会的发展和变迁，现代医患关系中医生在患者心中的权威不断下降，患者在医疗行为中的主动权则不断上升，而且这个杠杆还在逐渐失衡。医疗过程中，患者不仅要配合医生诊疗，更是要参与到医疗决策之中。患者不再是被动的接受体，而是在知情同意的前提下，主动参与治疗。在对待疾病治疗的问题上，患者的地位在逐步提高，医患关系变得越来越民主化。

（四）医患关系法治化

在古代医患关系中，医患之间存在内在的情感关联，双方的行为更多地受到信仰和道德的约束。医患之间形成了以"信任"为纽带的人际关系。但是随着"信任"纽带的逐渐解体，通过道德自律来实现医患双方行为已不可能。医疗保障体系及相关的法律法规在扮演着越来越重要的角色，我国医疗体制改革尚未完善，强化法治建设不仅能够明确和规范医患双方的权利和义务，也是协调医患关系的重要手段。医患关系的法治化是医患关系演化的必然趋势，要坚持做到"有法可依、违法必究"，维护良好和谐的医疗秩序。

在历史的长河中，每一种医患关系都是在其特定的社会环境和体制背景下产生的，随着社会的不断发展，医患关系也仍然会不断变化，我们应该用历史的眼光去分析每个时期的医患关系，"取其精华，去其糟粕"，汲取经验，维护医患关系的和谐发展。

第三节　医患关系现状分析

一、医患关系现状

根据统计数字来看，我国医患关系的总体形势是好的，绝大多数医务人员遵循救死扶伤、治病救人的宗旨，尽职尽责为患者服务，广大患者对医务人员的辛勤劳动给予充分的肯定、信任、理解和尊重，医患关系和谐是主流。

医患关系现状成因复杂，有体制和机制上的问题，有管理和监督上的问题，也有思想和道德观念的问题。

（一）医患关系"机械化"

随着医学技术的不断发展，医生对患者的诊断、治疗和护理的方式也发生了变化。高科技仪器和设备广泛应用于临床，各种影像和化验检查结果为医生诊治提供依据，机器和器械给医护人员的治疗和护理手段带来便利，但同时也产生了机械代替人工思维的趋向。医务人员过度依赖高科技检查和治疗手段，忽略了医疗的社会心理因素，逐渐淡化了医患之间的交流和沟通，也淡化了医患关系。

（二）医患关系"商品化"

我国医疗体制尚在不断深化改革之中，医疗保障体系尚不健全，加之人口众多，现有医疗卫生资源分布不均衡。这种形势下，市场机制在医疗行业中的作用逐渐显现出来。医疗行为像"商品"一样被广泛套用市场经济的价值规律和供求规律，医疗广告泛滥，恣意收费、滥开检查、开大处方等现象较多，激化了医患之间的矛盾。

（三）服务意识缺乏

医院"重诊疗、轻服务"的现象较为普遍，医务人员在诊疗过程中大多注重检查、治疗等操作，而轻视对患者的人文关怀和服务意识。个别医疗机构存在"门难进、院难住、话难听、脸难看"的现象，少数医务人员职业素质和修养欠缺，"物化"患者，对患者缺乏耐心和责任心，导致患者对医务人员的亲近感降低。

（四）医患沟通不畅

现行的医学教育方式缺乏人文教育，少数从医人员沟通能力不足，缺乏主动交流的积极性，只注重医疗技术水平而忽视了与患者的沟通和交流，忽视了人文知识的学习和与社会交流能力的提高。医患沟通不通畅，正常的医疗行为不能得到患者及家属的理解，患者及其家属对医务人员的信任度降低。

（五）患者期望值过高

我国健康教育普及滞后，民众对医学知识的了解普遍匮乏，对医学科学和医疗工作的认知不足。患者过于期望好的医疗效果，不理解医学发展的局限性和医疗行为的高风险。当医疗效果没有达到期望值时，患者大多难以接受，在失望之余就会把矛盾转嫁给医院，把不满情绪发泄到医务人员身上，从而导致医患关系恶化。

（六）部分媒体推波助澜

医疗是特殊行业，并非简单的消费产业。社会往往把医患关系定位为简单的消费关系或服务关系。当医疗效果不好时，个别社会舆论片面地指责医院，少数不良媒体更是借此恶意炒作和错误引导，加重了民众对医务人员的不信任和不理解，给医患关系带来恶劣的影响。

二、国内外医患关系成因比较

医患关系作为一种特殊的社会关系具有其普遍性和复杂性，随着医学模式向"生物—心理—社会"模式转变，人们在探讨医患关系时，也将目光更多地投向社会学层面。现代医患关系受到所在社会的政治、经济、文化、风俗、民众素质等诸多方面的影响。

纵观中外，不同的社会环境所孕育出的医患关系也不尽相同。以我国和国外发达国家的医患关系对比情况来看，我国目前的医患关系正处于历史紧张期，总体和谐，局部紧张，有激化趋势，而国外发达国家的医患关系相对比较和谐。

从历史角度去分析，每个国家的医患关系均处于不同的发展时期，西方发达国家的医患关系经历了长期的发展、演变和磨合，形成了与其自身发展和经济体制相适应的，能够满足民众医疗需求的稳定关系。发达国家的经济发展水平高，有充足的医疗资源去分配，医疗保障体系完善，民众素质和文化水平高，加之相关法律法规健全，给医患双方以必要的制约。这种医患关系是历经近 300 年的发展与磨合，在高度发达的经济、完善和健全的体制、制度和法律保障下形成的，是一种医患共同参与的和谐关系。在这些国家，医务人员受人尊重，享有很高的薪酬待遇，这种优越感和满足感也促使医生主动为患者提供优质医疗服务，用真诚高质的服务回报社会对其的肯定。同时，在尊医、信医的社会氛围下，患者也积极配合，平等协作，共同参与，医患双方保持相互趋近的心理状态，和睦共处地诊治疾病。

我国尚属于发展中国家，社会发展程度尚未达到发达国家水平。虽然不断深化的医疗体制改革取得了丰硕成果，但尚且不能适应国家经济的快速发展和国民对医疗资源的需求。人们的市场经济意识和商品价值意识不断增强，在利益的合理分配机制尚未完全建立的情况下，医患关系日趋紧张，冲突频发。另外，我国医疗资源匮乏且配置不合理，医疗保障体系尚不完善，相关法律法规不健全，导致医患矛盾加剧，医患关系处于利益冲突和信任缺失的历史紧张期。与国外发达国家的差距也迫使我们更深入地去研究和思考导致这种医患关系背后的多层面、深层次原因和形成机制，以便从根源上解决问题，让医患关系恢复到和谐状态。

第四节　医生与患者的权利与义务

在医疗过程中，医生和患者分别扮演着不同角色，维护着各自不同的利益，因此，明确医生与患者各自的权利与义务对医患关系的和谐发展有着促进作用。

一、医生的权利与义务

《中华人民共和国医师法》规定了医生在执业活动中享有的权利和义务。

（一）医生的权利

（1）在注册的执业范围内，按照有关规范进行医学诊查、疾病调查、医学处置、出具相应的医学证明文件，选择合理的医疗、预防、保健方案；

（2）获取劳动报酬，享受国家规定的福利待遇，按照规定参加社会保险并享受相应待遇；

（3）获得符合国家规定标准的执业基本条件和职业防护装备；

（4）从事医学教育、研究、学术交流；

（5）参加专业培训，接受继续医学教育；

（6）对所在医疗卫生机构和卫生健康主管部门的工作提出意见和建议，依法参与所在机构的民主管理；

（7）法律、法规规定的其他权利。

（二）医生的义务

（1）树立敬业精神，恪守职业道德，履行医师职责，尽职尽责救治患者，执行疫情防控等公共卫生措施；

（2）遵循临床诊疗指南，遵守临床技术操作规范和医学伦理规范等；

（3）尊重、关心、爱护患者，依法保护患者隐私和个人信息；

（4）努力钻研业务，更新知识，提高医学专业技术能力和水平，提升医疗卫生服务质量；

（5）宣传推广与岗位相适应的健康科普知识，对患者及公众进行健康教

育和健康指导;

（6）法律、法规规定的其他义务。

二、患者的权利与义务

（一）患者的权利

1. 获得医疗权

患者的医疗权是指患者可以获得与其疾病相符合的医疗服务。医疗权是患者最基本的权利，任何患者都享有获得为其诊疗疾病的医疗服务的权利，这是人的生命健康权所决定的。患者所获得的医疗服务应与所患疾病相适应，医疗服务是疾病的客观需要而不是患者的主观需要。医生所提供的医疗也要受到医学发展水平的限制和医疗卫生资源分配的制约。

2. 享受医保权

我国目前实行城镇医疗保障体系和农村合作医疗相结合的医疗保障制度，医疗保障体系是全民覆盖的，每个公民都有享受医疗保障的权利。

3. 受到尊重权

患者在接受医疗服务时，应当受到医务人员的尊重，医务人员不得歧视、遗弃和侮辱患者的人格和尊严。

4. 知情同意权

患者有权了解自己的疾病和发展状况，患者也有权同意或拒绝医务人员提供的医疗服务，尤其是手术、有创检查等特殊操作。

5. 保护隐私权

患者隐私受到法律的保护，患者个人信息、既往病史、现病史、婚育史等信息属于个人隐私，依法受到保护。

6. 获得赔偿权

当医疗行为给患者带来伤害时，患者有权提出申诉，如果通过医疗事故鉴定或者民事诉讼认定为医方的责任，患者有权获得相应的赔偿。当然不通过法定途径的闹赔是违法的。

（二）患者的义务

1. 如实陈述病情的义务

患者有如实陈诉病情，包括既往史和现病史等义务。医生通过患者的如实陈述，初步了解其所患疾病，才能通过后续检查做出进一步诊断和治疗。如实陈述病情也是医疗安全和患者安全的第一个保证。

2. 配合医生诊疗的义务

医疗行为是双向的，医生为患者诊治疾病的同时需要患者及其家属密切配合。需要患者对医疗行为、医学局限性和医疗风险的理解。医患之间的高度信任和默契配合是医疗效果的重要保证。

3. 支付医疗服务费的义务

医务人员为患者的生命和健康努力工作，患者也需要履行自己的责任和义务，支付医疗费和服务费。这里说的费用是与医疗服务相对应的费用，是医务人员和医疗机构合理合法、应得的报酬。

4. 尊重医务人员的义务

医患之间的相互尊重尤为重要，只有彼此真诚地尊重，才能做到相互信任，毫无保留地为彼此奉献，目的只有一个，就是保障患者的生命健康。

5. 遵守医疗机构规章制度的义务

没有规矩不成方圆，医疗机构有着其特有的规则制度。这些制度是经过实践考量的，患者在就医过程中也应当遵守。这是对自己的负责，也是对其他患者的负责。

第五节　构建人性化医患关系

医患关系是医疗人际关系的核心，构建和谐医患关系是社会和谐稳定的重要组成部分。如何构建人性化的医患关系是医疗机构、政府乃至全社会共同关注的问题。医患关系成因复杂，构建和谐医患关系应多措并举，多管齐下。

一、深化医疗体制改革，健全医疗保障机制

要加大对医疗卫生事业的投入，优化医疗资源的配置，深化医疗价格改革，进一步完善财政补偿机制，切实减轻患者医疗费用负担，以支持医疗机构持续健康的发展。持续深化医疗体制改革，健全医疗保障体系，保障中、低收入阶层的医疗服务需求。促进全面推动分级诊疗制度，施行医疗服务多样化，满足不同收入阶层、不同区域患者的医疗服务需求。

二、健全相关法律法规

建立健全医疗卫生服务相关法律法规，保障医生和患者在医疗过程中都能拥有一个良好的和谐环境。在医疗活动中，医生行医和患者就医都受到法规的保护和制约。要运用法律手段调解医患矛盾，解决医患冲突，把医患关系纳入规范化、法治化的轨道。任何违反法律规定，在医疗机构滋事的行为

都应承担相应的法律责任，使医患双方行使权利时做到有法可依，违法必究，共同维护良好的医疗秩序。加强执法力度，问责执法不作为的行为。相关部门应该把医疗事故鉴定程序统一起来，消除医学会鉴定和司法鉴定不一致、多元性、反复鉴定的问题。

三、规范诊疗流程，提高服务意识

医务人员和患者之间应当互相信任、互相尊重、互相理解、互相帮助，共同完成医疗行为。医院应规范诊疗流程并严格执行，强化质量管理，提升服务意识。规范医院医疗过程中的诊断、治疗记录，努力提高医务人员的业务素质，加强医德医风建设，尊重患者的权利，给予患者更多的人文关怀。医生应根据不同患者和不同疾病给出不同的诊疗方案，充分保障患者知情、同意和选择的权利，避免不必要的冲突。

四、发挥媒体的正面效应

社会舆论应当以公正、客观的立场，对医疗纠纷与冲突进行全面的报道与评价，成为沟通医务人员和患者的一座桥梁。媒体具有广泛的影响力，可以对医疗机构和人员行为起到监督的作用，客观上推动了医德医风的建设。同时，媒体报道也应该对患者的行为有一定的威慑和约束，进一步为缓解医患关系做出积极影响。树立正面典型，榜样的力量是无穷的，有着巨大的激励作用，树立一个榜样就等于树立一面旗帜，让民众见贤思齐，这也是构建和谐医患关系的重要手段之一，更是媒体和舆论应该做的。

五、加强医患沟通

沟通是架起在医患之间一座心灵相通的桥梁。医务人员的讲解告知和患者的知情同意是医疗过程中不可或缺的步骤，患者的理解和配合在疾病诊治过程中尤为重要。医疗机构应当建立有效的医患沟通制度，通过规范化、人性化的沟通，得到患者的信任和理解，积极配合诊疗，以获得良好的医疗效果，促进医患关系的和谐发展。

医院要建立沟通保障体系。医务人员要熟悉医患沟通内容，学会医患沟通技巧，对普通疾病患者和疑难危重患者要分层面沟通。对患者要诚信、尊重、同情和耐心，要提高倾听和介绍等沟通能力。掌握患者病情和检查、治疗结果；掌握患者医疗费用；掌握患者及家属的心理。留意患者情绪状态；留意患者受教育程度及沟通感受；留意患者及家属对疾病的认知程度和期望值；留意自己的情绪反应。避免强求对方接受事实；避免刻意改变对方的观点；避免使用易刺激对方情绪的语气和语言；避免压抑对方情绪；避免过多地使用专业词汇。科学使用预防为主的针对性、实物讲解、交换对象、协调统一、集体沟通和书面沟通等方式。一名合格的医生的名片是大方的衣着、端庄的举止、整洁的仪表、亲切的态度、过硬的本领和文明的语言。

六、重塑满意

"重塑满意"是一个医疗满意服务再塑造过程。这是中国医科大学附属盛京医院院长论述医患关系时提出的理念，即对于投诉或信访的患者及其家属，通过耐心接待、诚恳沟通和提供有效医疗援助等，重新塑造患者的满意度。在合理合法的范围内，努力做到第一时间满足患者或家属的需求，让焦急而来的患者满意而归。坚持"以病人为中心"的理念，落实患者的安全目标，提高医院的服务品质。

第十一章 医疗服务与改善

医疗服务是人的服务，在医疗技术和人文化服务两个方面，需要两手抓，两手都要硬，才能真正实现优质的医疗服务。本章通过分析人文化服务的重要性，强调应不断改善人文化服务，从而促进提高医疗服务，实现医院的发展。

一、医疗服务概念

服务是指为他人做事，并使他人从中受益的一种有偿或无偿的活动，不以实物形式而以提供劳动的形式满足他人的某种特殊需要。

医疗属于服务行业，医疗服务是医院以病人和一定社会人群为主要服务对象，以医学技术为基本服务手段，向社会提供能满足人们医疗保健需要，为人们带来实际利益的医疗产出和非物质形态的服务。医疗产出主要包括医疗及其质量，它们能满足人们对医疗服务使用价值的需要；非物质形态的服务主要包括服务态度、承诺、医院形象、公共声誉等，可以给病人带来附加利益和心理上的满足及信任感，具有象征价值，能满足人们精神上的需要。服务水准的高低是医院形象的重要标志。

二、医疗服务的理念

医院服务理念是从医院文化高度规范医务人员的服务行为，从而形成一种发自内心，形于外表的服务过程，它有利于恒久保持服务质量。随着人民生活质量、文化修养、健康素质的不断提高，他们对医疗服务的要求和期望值也不断提高，医院的医疗服务理念也应随之转变。建设国际化、标准化、现代化的综合型大型医院，需要以创新服务理念为前提。创建现代化综合型医院，就是要在为患者提供医疗技术保障的前提下，强化人文化服务理念，关心关爱每一位患者，帮助每一位患者，指导每一位患者；要充分了解患者的心理，理解患者的心情，尊重患者的合法权益，给予患者更多的体贴和关爱，用心去感动每一位患者。现代医院医疗服务有四大理念。

(一) 主动性服务

所谓主动性服务，就是在患者没有提出要求的时候，医护人员主动为患者提供方便他们的服务。医护人员从患者的需求角度出发，设身处地地为患者着想，为患者提供满意的医疗服务。如开展出院患者健康教育和患者随访，利用电话、电子邮件、信函和必要的面谈等多种形式开展随访，主动为患者提供出院后服务的同时，了解患者对医院的意见与建议。通过主动性服务，医务人员为患者考虑得更多，服务得更好。

(二) 预见性服务

所谓预见性服务，就是对患者的医疗、生活需求具有预见性判断，提前予以考虑并进行解决。在医疗上，这种预见性主要表现为针对患者的具体情况进行综合分析判断，运用所掌握的医学知识，找出目前存在和潜在的医疗问题，并采取相应的医疗干预措施，有效地防范医疗风险。在医疗护理的每一个环节中，以疾病的病理生理变化及疾病的发生发展规律和临床表现为依据，主动对患者进行全面评估，有预见性地采取防范措施和应对方法，从而有效地降低医疗风险。如医护专家对术前患者进行预见性判断，并对患者及家属进行指导，包括传授病人及家属术前知情学习及医疗护理指导，同时针对病人的其他疾病，如高血压、糖尿病等制订相应的健康教育内容。

（三）个性化服务

所谓个性化服务，就是根据患者的个性化需求，将"人文化服务"融入医疗服务理念中，根据患者的疾病种类区别、性别与年龄不同、诊疗与需求不同，有针对性地提供医疗、护理、饮食等服务，以满足不同类型的患者需求。随着人民生活水平的不断提高、健康意识的增强，社会对医疗个性化服务的要求也日益增加。医院可以通过智能手机的微信和短信功能，使患者轻松了解检查预约时间，患者可通过手机查看或短信推送个人化验检查结果，也可通过自助设备打印门诊病历和化验检查结果。通过个性化服务，为广大的患者提供更优质、更便捷、更人性化的服务。

（四）超值性服务

超值性服务就是医院为患者提供的服务除了满足患者正常的需求外，还提供了超出患者正常医疗需求和心理期望的服务。这些超值性服务包括精湛的医疗技术、良好的就医流程、合理的收费、医务人员的亲切态度、温馨的就医环境、满意的疗效等，能够使患者对医疗服务的满意度提高。如应用床头提示卡代替传统的床头卡，隐去患者的诊断，取而代之的是患者住院号对应的二维码及该患者应该注意的事项，在保护患者隐私的同时起到提醒患者及家属必要事项的作用。再如医护人员根据自己科室的患者的疾病特性，定期召开有针对性的健康宣教讲堂或专题讲座，增加患者及家属对疾病的认识，缓解患者紧张的心理。通过这些超值性服务，为患者提供的是先进医疗技术、优美环境、人文服务于一体的医疗服务。

第一节　人文化服务模式转型与特征

医疗服务模式转型的特征：一是遵循生物—心理—社会医学模式为服务对象提供人性化、个性化的服务；二是医疗服务向医疗、预防、保健一体化转型；三是从以院内服务为主向全程、全方位医疗服务模式转型；四是从以疾病为中心向以病人为中心的医疗服务模式转型；五是服务质量向使服务对象满意为标准转型；六是医患关系向共同参与型转型。

一、为服务对象提供人性化、个性化的服务

以现代生物—心理—社会医学模式为指导，世界各国的医疗政策、医学教育与科研，以及医学临床工作都发生着深刻的变化。临床医生应该从以往的以生理学的观点来解释疾病的发生和发展情况、着重于疾病的诊断与治疗，转变为重视患者的整体情况，包括心理、人际关系等因素与疾病的相互影响。医院应兼顾患者的身心，进行临床心理咨询、心理治疗和病人健康教育，结合病人的疾病、心理、社会关系等综合因素全面考量，为服务对象提供人性化、个性化的服务。

二、医疗服务向医疗、预防、保健一体化转型

医疗、预防、保健一体化是新型的现代医学模式，代替了以往单纯的医疗的局限服务方式。随着现代社会疾病种类以慢性退行性病变为主，要求医疗保障系统要更新观念，从单纯的医疗服务向医疗、预防、保健、康复、咨询、健康教育等于一体的新模式转变。医院在做好医疗服务的同时，也要充分利用医疗资源，积极开展疾病的预防以及对患者的健康宣教等工作。例如

对具有某种疾病危险因素的患者，进行健康宣教或通过体检筛查，做到早期预防或早发现早治疗，使患者的健康收益增加。

三、从以院内服务为主向全程全方位医疗服务模式转型

传统的医疗服务模式主要注重院内服务，对院前及院后服务并未采取足够的措施。随着人们对医疗服务的需求不断增加，要求医院提供院前、院内、院后全过程和医疗、预防、保健、康复、健康教育等全方位的服务。院前服务包括院前急救、健康宣教、义诊、社区医疗卫生服务、预约挂号、短信推送提醒等；院内服务包括门诊、急诊、住院的医疗及与医疗相关的服务等；院后服务包括出院时康复指导、出院后随访和复诊等。

四、从以疾病为中心向以病人为中心的医疗服务模式转型

早在 20 世纪 70 年代，国外学者就提出了"以病人为中心"的医疗服务模式，与"以疾病为中心"的传统医疗服务模式相比，以病人为中心的医疗服务模式具有明显的时代性与人文特点。"以疾病为中心"的传统医疗服务模式只注重疾病的诊治，忽视了患者及家属在就医过程中的其他需求；而"以病人为中心"的现代医疗服务模式，在治疗疾病的同时，也尽量考虑到患者就医过程中的其他需求。这种服务模式，要求医院在提供优质的医疗技术服务之外，还要注意患者及家属的心理感受以及就医的满意度。

"以病人为中心"的医疗服务模式的基本原则是既关注病人也关注疾病，在尊重病人权利的基础上以病人需求为导向提供个性化服务，构建与发展稳定的病人参与式医患关系。医患双方共同的目标是消灭疾病，在保持平等的医患关系中，医生要与病人实现信息共享，及时互通有关诊治疾病和预防疾病的信息，并加强对病人有关的健康知识和行为干预的教育，使他们积极、

主动地参与到预防和治疗疾病的行列中来，从而共同面对疾病，建立和谐的医患关系。

五、服务质量向使服务对象满意为标准转型

既往评价医疗服务质量的指标有很多，如门急诊量、平均住院日、抢救重症病人成功率等，但对服务对象的感受则重视不足。随着医疗服务模式从传统的"以疾病为中心"向"以病人为中心"的现代服务模式转型，服务对象的满意度也逐渐成为医疗服务质量重要的衡量指标。

以服务对象满意为标准，尊重和维护服务对象的利益，在服务功能和价格的设定、服务措施和服务流程的改革与优化、服务系统的设计等方面，最大限度地使服务对象满意，并及时调查、跟踪服务对象的满意度，针对服务对象反馈的意见和建议改进服务工作。如开展住院患者跟踪—回顾式满意度调查、对出院患者进行回访、建立符合各科室专业特性的随访记录以及建立科室间的满意度调查，通过对患者就医过程访谈，了解患者就医细节，了解就医过程中的等候时间等。再如开展第三方满意度调查，以医院形象、质量期望、质量感知、消费感知、满意度感知、忠诚度感知为测评模型，对门急诊患者、住院患者、内部职工、政府机构等社会群体进行调研，通过走访和电话的方式，全面客观地反映患者、内部员工和社会机构对医院的满意度评价。通过以上举措，对患者就医的不同环节进行评价，使医疗服务行为更加科学、细致和人性化。

六、医患关系向共同参与转型

医患关系即医患之间的相互地位，医患关系是医院人际关系中的关键问题，不仅了反映患者与医护和医院的关系，而且也反映了患者与整个医疗体

制，甚至整个社会的关系。

随着医疗服务模式的转型，以及医疗环境中医患关系的日趋紧张，医患关系正从既往的"主动—被动型"及"指导—合作型"向"共同参与型"转变。在这种模式下，医患双方相互尊重，明确相互的权利和义务，双方地位是平等的。患者主动提供病情及相关情况，医生将患者的病情、治疗方案和风险告知患者，医生做出治疗方案决定前需征得患者的同意。通过共同参与型医患关系模式，医务人员充分尊重患者的人格与权利，认真听取患者的意见和要求，让患者参与诊疗措施的讨论及选择，从而促进医患关系的和谐发展。

第二节　改善医疗服务流程

原国家卫生计生委和国家中医药管理局于 2015 年初在全国医疗卫生系统启动了"进一步改善医疗服务行动计划"（国卫医发〔2015〕2 号），用 3 年时间进一步提升医疗服务质量和水平，切实改善人民群众的看病就医体验，助力深化医药卫生体制改革。主要内容包括优化诊区设施布局，构建温馨就诊环境；推进预约诊疗服务，有效分流就诊患者；合理调配诊疗资源，畅通急诊绿色通道；发挥信息技术优势，改善患者就医体验；改善住院服务流程，实现住院全程服务；持续改进护理服务，落实优质护理要求；规范诊疗行为，清晰合理收费；注重医学人文关怀，促进社工志愿服务；妥善化解医疗纠纷，构建和谐医患关系；落实政府管理责任，营造良好工作环境等 10 项改进医疗服务的措施，每项又分为 3~4 个具体举措。通过以上措施，改造设施、优化流程、完善措施、科技支撑、突出人文、建立机制等，为人民群众提供高效、便捷、优质的医疗服务。

一、优质医疗服务的内涵

"以病人为中心"的现代医疗服务模式要求我们在了解患者需求的前提下，提供相对应的服务。优质医疗服务的基本内容包括树立良好的职业形象；认真对待患者的需求和利益；提供主动的个性化的服务；不断提高医疗技术水平和服务质量；正确对待患者的意见等。随着社会的发展、人们健康意识的提高，医疗市场也在发生着变革，患者对医疗服务的期望和要求越来越高，患者在选择医生的同时，还会对医院做出选择，因此只有提供优质服务和温馨的环境才能提高医院的竞争力，吸引患者来院就医。影响优质医疗服务的因素有很多，如医院的管理、医院形象、社会声誉、医疗技术、后勤保障、就医环境、服务流程、服务态度、候诊和就诊时间、价格和费用等。

我国医疗体系践行的优质服务理念是围绕着病人的健康这一绝对中心而展开的。从实践经验来看，医院试行的优质服务的基本措施主要有：服务时间上实现全天优质服务；服务内容上做到精益求精；服务态度上充满人文关怀。精湛的技术、先进的设施、良好的态度是构成优质医疗服务的基本要素。

二、改进医疗服务的措施

改善医疗服务行为，提高医疗服务质量，提升人民群众看病就医体验是医疗机构发展的根本。近年来，随着医药卫生体制的改革，以及《进一步改善医疗服务行动计划》的落实，通过各项改善医疗服务措施的实施，切实提高了人民群众就医满意度。

改进医疗服务的措施包括：合理布局诊疗区域，优化就医流程，加强信息化建设方便患者就医，畅通绿色通道，加强医疗质量管理规范诊疗行为，注重人文化服务，合理调节医疗纠纷等。

参考文献

[1] 高昭昇,方鹏骞,李彬.基于健康信息资源平台的全生命周期医疗健康服务探讨[J].中国医院管理,2009(9):33-35.

[2] 徐彤武.奥巴马政府的医疗改革及其前景[J].美国研究,2010(1):7-32.

[3] 杜方冬,王瑞珂.美国医疗改革及对我国的启示[J].中国卫生政策研究,2010(11):52-57.

[4] 吴绍钦.英国"临床治理"架构对我院医疗安全管理的启示[J].中国医药导报,2011(32):163-164.

[5] 冯笑山,牛牧青."一院两址"组织管理模式的实践与探索[J].中国医院管理,2013(12):31-32.

[6] 陈规划.一院两区管理不可一蹴而就[J].中国医院,2014(6):76.

[7] 姚品,谢娟,刘学勇,等.医联体模式对提升优质医疗资源可及性的研究[J].现代医院管理,2015(5):18-22.

[8] 田柯,耿仁文,林凯程.新医改背景下加强公立医院内涵建设的思路[J].现代医院,2011(4):105-106.

[9] 叶舟,付玲玲,马金红.加强医院医疗质量内涵建设的实践探讨[J].中国医院管理,2013(5):55-56.

[10] 周京国.医院战略管理中SWOT分析模式的运用与思考[J].中国卫生事业管理,2008(9):582-584.